FILHOS NÃO MORREM
A HISTÓRIA DE UMA MÃE NÃO GESTANTE

Editora Appris Ltda.
1.ª Edição - Copyright© 2023 da autora
Direitos de Edição Reservados à Editora Appris Ltda.

Nenhuma parte desta obra poderá ser utilizada indevidamente, sem estar de acordo com a Lei nº 9.610/98. Se incorreções forem encontradas, serão de exclusiva responsabilidade de seus organizadores. Foi realizado o Depósito Legal na Fundação Biblioteca Nacional, de acordo com as Leis nos 10.994, de 14/12/2004, e 12.192, de 14/01/2010.

Catalogação na Fonte
Elaborado por: Josefina A. S. Guedes
Bibliotecária CRB 9/870

A474f
2023
	Alves, Fabiana Silva e Sousa
	    Filhos não morrem : a história de uma mãe não gestante / Fabiana Silva e Sousa Alves. - 1. ed. - Curitiba: Appris, 2023.
	    96 p. ; 21 cm.
	
	    ISBN 978-65-250-3999-2
	
	    1. Memoria autobiográfica. 2. Maternidade. 3. Mãe e filhos. 4. Mães lésbicas. I. Título.
	
	    CDD – 808.06692

Editora e Livraria Appris Ltda.
Av. Manoel Ribas, 2265 – Mercês
Curitiba/PR – CEP: 80810-002
Tel. (41) 3156 - 4731
www.editoraappris.com.br

Printed in Brazil
Impresso no Brasil

Fabiana Silva e Sousa Alves

FILHOS NÃO MORREM
A HISTÓRIA DE UMA MÃE NÃO GESTANTE

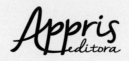

FICHA TÉCNICA

EDITORIAL	Augusto Vidal de Andrade Coelho
	Sara C. de Andrade Coelho
COMITÊ EDITORIAL	Marli Caetano
	Andréa Barbosa Gouveia (UFPR)
	Jacques de Lima Ferreira (UP)
	Marilda Aparecida Behrens (PUCPR)
	Ana El Achkar (UNIVERSO/RJ)
	Conrado Moreira Mendes (PUC-MG)
	Eliete Correia dos Santos (UEPB)
	Fabiano Santos (UERJ/IESP)
	Francinete Fernandes de Sousa (UEPB)
	Francisco Carlos Duarte (PUCPR)
	Francisco de Assis (Fiam-Faam, SP, Brasil)
	Juliana Reichert Assunção Tonelli (UEL)
	Maria Aparecida Barbosa (USP)
	Maria Helena Zamora (PUC-Rio)
	Maria Margarida de Andrade (Umack)
	Roque Ismael da Costa Güllich (UFFS)
	Toni Reis (UFPR)
	Valdomiro de Oliveira (UFPR)
	Valério Brusamolin (IFPR)
SUPERVISOR DA PRODUÇÃO	Renata Cristina Lopes Miccelli
ASSESSORIA EDITORIAL	Nathalia Almeida
REVISÃO	Manu Marquetti
PRODUÇÃO EDITORIAL	William Rodrigues
DIAGRAMAÇÃO	Andrezza Libel
CAPA	Laura Marques

À Maria Luísa Sousa Alves, que em suas 37 semanas, 1 dia e 8 horas de vida na Terra mudou completamente a minha forma de entender o Universo e o amor; e à minha esposa, Sarah, que por amor permitiu que nossa filha ficasse fisicamente por perto o máximo de tempo possível.

SUMÁRIO

PRÓLOGO 9

CAPÍTULO I
TUDO COMEÇA COM UM PLANO 13

CAPÍTULO II
OS PLANOS DA NATUREZA 21

CAPÍTULO III
A VIDA SEM PLANOS 51

CAPÍTULO IV
OS PLANOS DE DEUS 69

PRÓLOGO

Existia uma vida antes. Existe outra vida agora.

Sempre disse que era mais fácil expressar meus sentimentos escrevendo do que falando. Até descobrir que existem sentimentos que não são possíveis sequer de serem escritos.

Levei exatos 30 dias, desde o dia que você se foi, para conseguir escrever estas primeiras palavras.

Não conseguia acessar uma dor tão profunda quanto essa.

Já chorei infinitas vezes. Neguei, aceitei, depois neguei novamente e sofri infinitas vezes. E, por fim, cheguei à conclusão de que agora isso já faz parte de quem eu sou.

Quero escrever sobre você, desde quando era apenas uma vontade, depois uma ideia, depois um embrião, depois um feto, depois a mais profunda fé e espera de um milagre, depois você ali me olhando nos olhos e, por fim, você não mais fisicamente presente.

Mas, antes disso ser possível, Maria Luísa Sousa Alves, eu preciso escrever para você.

Preciso dizer a você que sinto sua falta 24 horas por dia. Que trocaria qualquer coisa que eu realmente amo fazer ou sentir para poder simplesmente ver como você estaria agora.

Como seriam as suas feições? Como seria o seu humor? O que você gostaria de comer, de fazer, de brincar? Qual o tom, o som, o timbre da sua voz?

Eu queria, com todas as minhas células, poder trocar suas fraldas, vê-la sendo amamentada e também a amamentar, poder dar banho, passar noites sem dormir apenas para poder cuidar de você. Assim como deve ser entre uma mãe e sua cria.

Ver você conhecendo as cores, experimentando a vida, descobrindo e redescobrindo ela com você.

E o principal: ouvir você me chamando de mãe. Ou seria mamãe? Mama Fabi? Como você, espontaneamente, me diferenciaria de sua outra mãe?

Essas respostas, nenhuma delas eu terei.

Ao menos não aqui, não agora.

Neste momento, a única coisa que sei é que descobri o significado de amar incondicionalmente desde o dia em que sua mamãe, Sarah, me acordou no meio da madrugada, chorando copiosamente, porque o teste de farmácia (que ela fez escondido) havia dado positivo.

Você estava lá. Bem viva dentro do ventre dela, e, a partir daí, eu também sentia você, todo o tempo, dentro do meu próprio ventre.

E nada, absolutamente nada que eu já tenha visto ou sentido na vida foi mais lindo e mais intenso do que ver você saindo de dentro do amor da minha vida.

Cortei seu cordão (vou pedir desculpas a você por isso o resto da minha vida), mas não tinha outra forma, filha. O destino, por mais difícil que seja, obrigatoriamente se cumpre.

A felicidade de vê-la, isso eu jamais esquecerei. Aquilo não era apenas o efeito da adrenalina. Sua mãe, Sarah, teve a chamada *"Golden hour"*, mas por mais que eu nunca tenha a encostado ao meu peito, eu também a tive. Loucura, né?

Fiz tudo que estava ao meu alcance e ao alcance da ciência para que você conseguisse ficar aqui. E sei que você também tentou, lutou bravamente como a guerreira que sempre soube que você seria.

Você, Malu, foi a maior de todas as guerreiras, mas foi uma guerreira sábia, soberana.

Entendeu, antes de suas mamães, que existe um limite, uma natureza, um poder maior e acima daquilo que sabemos ou conhecemos e contra o qual não há o que fazer, o que possa impedir. Mas, soube honrar a nós, suas mães, sendo a exceção da exceção, ficando conosco muito mais tempo do que as 22 semanas que a deram. Conseguindo sobreviver por toda a gestação, nascendo, tendo a força para me olhar nos olhos e, só depois disso, indo embora. Porém, deixando claro que você vai existir, para sempre, onde quer que eu esteja.

Muito viva, sempre, dentro de mim. Assim como a senti desde o começo.

Você não é uma lição, um aprendizado.

Você é minha filha, que amo, que sempre amarei e que vai estar comigo em qualquer lugar, a qualquer momento, me dando sempre um outro olhar sobre o que é viver.

Te amo, Malu.

CAPÍTULO I

TUDO COMEÇA COM UM PLANO

Eu sempre quis ser mãe. Sabia desde cedo que teria filhos. No plural. Mas, nem sempre desejei engravidar.

Na verdade, esse desejo vinha e ia. Oscilou ao longo da vida. Às vezes, conseguia me imaginar grávida, às vezes essa era uma situação inimaginável para mim.

Então, nesse dilema, fui vivendo. Tendo outras prioridades. Estudo, trabalho, viagens, primeiro "curtir a vida".

Aos 20 anos, achava cedo demais. Aos 30, tentei engravidar em duas ocasiões, uma por meio de uma inseminação artificial que fiz numa viagem aos Estados Unidos e outra por meio de FIV — fertilização *in vitro* —, numa clínica na cidade de Brasília, onde eu morava naquela época. Em nenhuma delas veio o positivo. De certa forma, assimilei a informação como "isso não é mesmo para mim".

Nessa fase da vida, já havia encontrado o meu amor, a pessoa com quem eu realmente desejo passar toda essa jornada junto. Ela é sete anos mais nova que eu, então meu pensamento foi: "Vamos deixar as coisas acontecerem, ainda temos muito tempo", e, mais uma vez, criei outras prioridades.

Porém, aos 39 anos, como uma sirene que dispara para alertar que o perigo é iminente e o tempo para fuga é escasso, subitamente a vontade de ser mãe não se tornou apenas uma prioridade, mas minha ideia fixa, minha única vontade.

A partir daí, procurei então planejar tudo e, quando digo tudo, é tudo mesmo. Nos mínimos detalhes.

Pesquisei a melhor clínica, a melhor médica, estudei tudo sobre os métodos de fertilização, analisei bancos de sêmen do mundo todo, fui em busca de me organizar financeiramente para custear o tratamento, fizemos um milhão de exames e até o signo do bebê nós pesquisamos qual seria o "melhor", e escolhemos.

Enfim, tentamos estar no mais absoluto controle da situação, minimizando todos os riscos, agindo da forma idealmente perfeita para que nada pudesse atrapalhar a realização do plano de ter um filho.

Até a natureza me mostrar que, mesmo as chances sendo mínimas, algo em torno de 3%, ou ainda menos que isso, tudo pode acontecer. E que, na verdade, ter controle sobre qualquer coisa na vida não se passa da mais profunda ilusão.

Depois da primeira consulta com a médica que conduziria nosso tratamento de reprodução, fomos informadas de que precisaríamos fazer diversos exames para dar início ao tratamento.

Num desses exames, descobrimos que minha esposa, aquela que na minha cabeça poderia esperar mais tempo por ser mais jovem, tinha uma baixa reserva ovariana e que, em razão disso, teria uma menopausa precoce.

Primeira das várias ironias do destino.

Depois, também fazendo os exames, descobri que eu tinha um mioma e uma patologia denominada endometriose. Ou seja, a probabilidade de eu engravidar era bem mais baixa.

Então, nossa condição de saúde acabou determinando nossa decisão. A Sarah iria engravidar, o que veio a calhar, porque ela tinha muito mais certeza dessa vontade do que eu.

Partimos, então, para fazer a estimulação ovariana, uma vez que ambas queriam gerar embriões de seus próprios óvulos. Para isso, adquirimos de um banco de sêmen internacional a amostra doada, e foi feita a inseminação *in vitro*.

O doador, como não poderia ser diferente, já que queríamos ter o controle total de tudo, foi escolhido a dedo. Foram dias e horas intermináveis analisando exames estendidos de DNA, sempre com o mesmo objetivo de que o primordial era que nossos filhos fossem saudáveis.

Foram diversas consultas, vários exames de ultrassom transvaginal, dezenas de injeções aplicadas diariamente para, no fim do processo, termos sete embriões. Seis proveniente de óvulos meus e apenas um de óvulo da Sarah.

Sete possíveis filhos. Era isso que pensávamos ter conseguido. O que foi outra ironia, porque sempre brinquei que teríamos exatamente essa quantidade de filhos.

Devido à minha idade, no entanto, por protocolo, todos os meus embriões deveriam ser submetidos à biópsia antes de serem implantados. Isso porque as chances de alterações genéticas em óvulos de mulheres acima de 35 anos aumentam consideravelmente.

Durante as consultas, porém, em nenhum momento fomos informadas de que o procedimento de FIV, por si só, aumenta a porcentagem de síndromes e má formações fetais de 3 para quase 10%.

Chegou, então, o dia primeiro de abril do ano de 2021, o mais esperado de todos os dias.

Bem cedo chegamos à clínica de fertilização. O caminho até lá era lindo, passava bem próximo ao parque Ibirapuera.

Aquela, obviamente, não era a primeira vez que fazíamos aquele percurso, mas naquele dia tudo estava passando em outra velocidade, com outro brilho, com outra beleza. Talvez fosse porque eu estava especialmente inundada de esperança.

Lembro da espera no quarto enquanto o centro cirúrgico era preparado (a implantação dos embriões no útero da Sarah seria feita lá).

A cada minuto que passava, minha esperança parecia crescer mais. Eu estava calma, confiante, parecendo que já sabia que algo mágico estava prestes a acontecer.

Já no centro cirúrgico, com minha esposa deitada, uma das embriologistas disse que iria buscar os embriões. Seria implantado um dos que foi fertilizado com meu óvulo, e o único gerado pelo óvulo da Sarah. Seriam implantados os dois naquela manhã.

Ainda que se passassem milênios, jamais vou esquecer a emoção que senti quando a médica me mostrou pelo monitor aquelas duas bolinhas minúsculas e disse: "Olha lá seus bebês, já estão aí!".

A partir desse dia, passaram-se outros sete até que, como eu já disse, fui acordada no meio da madrugada com meu amor em prantos dizendo que tinha dado certo, que estávamos grávidas!

Não sei explicar exatamente o que senti.

Fiquei feliz, por óbvio, era o que eu mais queria, era o que nós mais queríamos. Mas, algo em meu coração parecia querer me alertar que dias difíceis estavam por vir.

Achei que era medo, susto, não quis, na verdade, nem sentir aquela intuição direito naquele momento, mas ela estava lá. Ainda que eu quisesse jogá-la para debaixo do tapete.

Coisas de mãe.

Como já havíamos tentado engravidar antes e todo o processo dessa vez havia sido feito sem ninguém saber, combinamos que só contaríamos sobre a gravidez na décima segunda semana de gestação, quando os riscos de um aborto espontâneo decaem consideravelmente. Essa fase da gestação aconteceria, aproximadamente, no dia 10 de junho de 2021.

Após o teste de farmácia positivo, falamos com a médica, que então solicitou um exame de sangue. O resultado do Beta HCG deu nas alturas, a Sarah estava realmente muito grávida, o que, inclusive, nos levou a crer que seria uma gravidez de gêmeos.

Logo depois, no entanto, naquela que seria a oitava semana de gestação, fizemos o primeiro ultrassom.

E lá estava a nossa primeira e já muito amada filha!

Era uma coisinha minúscula, não tinha formato nenhum que sequer lembrava um ser humano, mas foi uma emoção gigantesca vê-la, olhar aquele pequeno saquinho gestacional.

Um sentimento do mais profundo e verdadeiro amor tomou conta de mim naquele dia.

No primeiro ultrassom, não sei explicar a razão, o médico disse que era protocolo não podermos ouvir os batimentos cardíacos do embrião. Protocolo para mim sem qualquer sentido que, pelo que entendi, visa evitar os futuros pais de sentirem o inevitável, que é ter expectativas de que terão um filho.

Depois desse primeiro contato visual com nossa filha (que até então eu não sabia que era uma menina), marcamos, então, consulta com duas obstetras da nossa cidade, Goiânia.

A Sarah é uma mulher que tem como uma de suas principais características a necessidade e, mais que isso, a habilidade de planejar tudo. Seja o que for, desde ter um filho a comprar uma mangueira para o jardim, ela pesquisa, organiza, põe prazo, meta, acompanha o resultado, enfim, é uma gestora de projetos nata.

A essa altura ela já tinha feito uma lista inteira de todas as possíveis médicas com quem gostaria de fazer o pré-natal e o parto, como seria o parto, em que maternidade, a forma (humanizado), enfim, acho que ela só não sabia mesmo precisar o dia do nascimento.

Pois bem, entre as duas médicas por ela selecionadas, uma delas, tendo em vista a pandemia de Covid-19, que já estava em curso há um ano e para a qual já existia vacina disponível há pelo menos três meses para os profissionais de saúde, simplesmente não me deixou entrar nem na sala de ultrassonografia e nem na consulta.

Assim, a primeira vez que ouvi os batimentos cardíacos da minha filha foi por um vídeo enviado por minha esposa pelo WhatsApp, enquanto eu a aguardava numa sala abarrotada de pessoas na recepção da clínica. Mais uma coisa totalmente sem sentido na minha forma de pensar.

Poucas vezes na vida me recordo de ter ficado com tanto ódio e tão frustrada.

E, claro, ali mesmo, ao final do exame, decidimos que definitivamente não seria aquela a médica escolhida.

Poucos dias depois veio o nosso primeiro dia das mães, segundo domingo de maio, 9 de maio de 2021.

Contrariando o que havíamos combinado, Sarah escreveu uma carta para a mãe dela contando sobre a gravidez e a colocou junto do presente que ela iria lhe dar.

Convidamos minha sogra para um almoço em nossa casa e, quando ela leu a carta, percebi o quanto uma nova vida é algo que realmente emociona e impacta como nada mais é capaz de fazer.

Ambas choraram muito e se abraçaram calorosamente, numa cena linda demais de presenciar.

Na ocasião, fiquei pensando em fazer o mesmo com minha mãe, mas tive receio.

A relação com minha mãe sempre foi muito conturbada, desenvolvi desde cedo um complexo de inferioridade e um sentimento de rejeição de não ser amada por ela. Tinha muito medo de como minha mãe reagiria àquela notícia, porque para mim as reações da minha mãe, ao menos na minha mente, são sempre imprevisíveis.

Um receio completamente fora da realidade, como depois ficará demonstrado, mas que naquele momento existia bem forte em mim.

Os dias que se passaram foram de tranquilidade, porém sempre com a intuição de que a dificuldade chegaria em algum momento. Uma insistente inquietude no meu coração, me seguindo a todo momento, ao mesmo tempo que eu tentava ajudar a Sarah a lidar com seus intensos enjoos.

Tentei cozinhar sem exalar cheiro, algo impossível, diga-se.

Passamos, então, a comprar comida em restaurante, mas ainda assim ela não conseguia se alimentar direito. Era um tanto desesperador vê-la passando por aquilo, para ser sincera.

Foi quando, então, passei a observar mais minha esposa.

Percebi que ela a todo momento procurava saber sobre tudo o que poderia dar errado numa gestação. Quais eram os exames que poderiam detectar previamente uma pré-eclampsia, uma diabetes gestacional, um deslocamento de placenta, qualquer coisa.

Como eu disse, essa é uma característica dela, mas a forma com que ela estava procurando saber mais sobre esses assuntos, na verdade, me fez pensar que ela, assim como eu, estava pressentindo que acontecia algo fora do esperado. Mas, como nenhuma de nós queria sentir essa intuição, evitávamos até de conversar sobre o assunto.

Uma doce ilusão, já que é de nosso conhecimento, há bastante tempo, que nos comunicamos por telepatia. Lemos bizarramente o pensamento uma da outra.

Lembro de um dia que fui para um sítio que tínhamos na época para passear com um dos nossos cachorros, o Chico, e fiquei imaginando qual daqueles tons de verde que eu via naquela mata, ali no meio de tanta natureza, seria a cor dos olhos da nossa filha.

Foi nesse mesmo dia que, quando cheguei em casa, a Sarah veio me dizer que estava seguindo uma médica no Instagram e que essa tal médica tinha um protocolo que consistia numa série de exames que deveriam ser feitos, e os dados obtidos, lançados num sistema, milagrosamente, informava as chances de tudo que poderia dar errado numa gestação.

Eu, em um dos meus vários momentos de não aceitar minha intuição ruim, disse que poderíamos fazer tais exames se fossem realmente necessários, mas que antes achava melhor conversarmos com nossa obstetra e ver qual era a opinião dela sobre o assunto. Mas que a Malu estava bem, nada daria errado e ela nasceria e teria incríveis olhos verdes cor de grama esmeralda na luz do pôr do sol.

CAPÍTULO II

OS PLANOS DA NATUREZA

Dias depois fomos, então, nos consultar com a médica obstetra por nós escolhida, a qual defende o parto humanizado e que nos conquistou, além de obviamente por ser competente, por ser uma pessoa carismática e muito humana.

Na consulta, que já era em fins de maio, ela pediu que fizéssemos o exame morfológico de primeiro trimestre quando estivéssemos na décima segunda semana de gestação.

No dia de fazer esse exame, no entanto, o médico, o mesmo que havia feito o primeiro ultrassom, ligou horas antes desmarcando, pois tinha ocorrido um imprevisto.

Nós quase surtamos. Isso porque esse exame tem de ser feito num período específico, entre a décima primeira e a décima quarta semana, depois disso sua eficácia diminui consideravelmente.

Mas, assim, em cima da hora e já quase no início da última semana possível de realizar o exame, seria praticamente impossível conseguir outro médico qualificado para fazer o exame.

Ligamos em diversas clínicas, nenhuma tinha horário dentro do período necessário.

Então, partimos para o que era possível, fizemos o exame numa clínica que atendia por ordem de chegada, com uma médica que não parecia ter a mínima noção do que estava fazendo.

Depois desse exame, a Sarah ficou furiosa. Isso porque, segundo o laudo e segundo ela mesma, tendo em vista que eu não sabia completamente nada sobre o que deveria constar no exame, algo estava muito errado, pois a conclusão era a de que estava tudo bem com a Malu, mas um dos marcadores, e juro não me lembrar qual, estava acima do considerado normal.

Em resumo, ou o marcador estava errado ou errada era a conclusão do laudo.

Além disso, ela falava a todo momento:

— Essa médica sequer falou sobre o osso do nariz!

E eu pensando, calada: "Mas, por que raios esse exame teria que falar do osso do nariz do bebê?".

Porém, não tive a ousadia de perguntar naquele momento, pois se tem algo que aprendi nesses mais de dez anos de relacionamento e convivência, e quase quatro de casadas, é que para tudo tem a hora certa. Até para mostrar sua própria ignorância e fazer singelas perguntas existe o momento propício.

Apenas peguei meu celular, mandei uma foto do laudo do exame para nossas médicas, tanto a obstetra quanto a médica responsável pela fertilização, e perguntei se aquele exame era confiável.

A médica da fertilização, de São Paulo, logo respondeu dizendo que não, pois era uma conclusão contraditória. A obstetra marcou uma consulta para o dia seguinte para analisar melhor o exame, inclusive vendo as imagens.

Depois de ver o exame, a obstetra pediu que repetíssemos o ultrassom com outro profissional, pediu que fosse com um médico amigo dela, de sua total confiança, e pediu também um outro exame, o qual a Sarah praticamente implorou para fazer, exame este constante do protocolo criado pela médica do Instagram, a Dr.ª Teoria do Caos, como eu carinhosamente a apelidei.

Não tenho a menor ideia de qual seja o nome desse exame, mas sei que quando o resultado dele é inferior a um (uma unidade da medida), significa um forte indicativo de alto risco de síndrome fetal.

Não me recordo perfeitamente da dinâmica que tudo aconteceu, mas sei claramente que o resultado desse exame saiu antes da repetição do ultrassom morfológico de primeiro trimestre. Se não me engano, um dia antes.

O resultado foi três décimos – 0,3.

Entrei imediatamente em pânico.

A Sarah tentava de todas as formas me acalmar, me explicando que o resultado desse exame, por si só, não queria dizer nada, mas se somou a isso minha intuição e entrei em um surto de medo.

Inevitavelmente entrei no Google e tudo que aparecia eram artigos relacionando aquele valor dado no exame a alguma síndrome, principalmente a síndrome de Down, a denominada trissomia do 21.

Foi quando não segurei mais e perguntei desesperada:

— O que o osso do nariz pode dizer disso? O que tem a ver? Por que a médica não falou nada do maldito osso do nariz?

Perguntei porque queria que a resposta fosse: se tivesse um osso no nariz, estava tudo certo. Porque é assim, em momentos de pânico a lógica desaparece sem ao menos pedir licença.

Mas, antes que a própria Sarah me explicasse sobre isso, o Dr. Google também o fez.

Geralmente, no morfológico de primeiro trimestre, a constatação de ausência do osso do nariz no feto pode estar relacionada a algumas síndromes, principalmente a síndrome de Down.

Me veio imediatamente à cabeça que a médica não havia mencionado nada do bendito osso nasal, porque simplesmente ele não estava lá. Era a única coisa que eu pensava.

Na noite anterior à repetição do ultrassom, fiquei a madrugada inteira acordada, contando os segundos para a hora do exame, que seria às 14 horas. Não parei de tremer até a hora do exame.

O tempo que o médico, o qual chamo de Dr. Péssimas Notícias, ou Dr. P.N., levou para colocar o aparelho em ordem, pedir para que a Sarah se deitasse, e, enfim, começasse o exame me pareceu uma verdadeira eternidade.

Depois de iniciado o ultrassom e que a imagem da Malu apareceu na tela, lembro de sentir meu coração disparar de uma forma que só tinha acontecido antes quando estava a mil por hora numa aula de *spinning*.

O Dr. P.N. começou, então, a falar sobre nossa filha, mostrava uma imagem e dizia que era a cabeça, mostrava outra e dizia que era o abdômen, as pernas, os braços, e eu, com as duas pernas inquietas, só queria saber onde estava o osso do nariz.

Foi quando, num súbito momento, ela se mexeu e, pela primeira vez, pude ver perfeitamente o rosto da minha filha. Primeira e única vez até o seu nascimento. Um fato que eu ainda não tinha como saber naquele momento, mas que eu parecia saber, porque fiquei hipnotizada como que decorando e marcando para sempre aquela imagem na minha memória.

Não foi uma visão frontal. Ela apenas se deixou ver em perfil.

Na verdade, perguntei ao médico sobre a questão do osso do nariz e, assim que fiz a pergunta, a Maria Luísa, que estava de costas na imagem (com a face voltada para dentro do corpo da Sarah), virou-se de lado e começou a esticar as pernas, empurrando o corpo para trás e, depois, esticar os braços, empurrando o corpo para frente.

Parecia que ela estava se divertindo, num movimento de balanço, dentro do mundinho dela, que sempre foi o interior do útero de sua mamãe, Sarah.

Ao ver o rosto da minha filha, nem foi necessário o médico me dizer algo a respeito do osso nasal. Ela era simplesmente perfeita.

Um perfil lindo. Um narizinho empinado, uma boquinha "beiçuda" como eu falei na hora, uma verdadeira boneca. A cara da minha esposa, não tive qualquer dúvida.

Foi um sentimento de alívio, sim, ver que estava tudo bem com minha filha. Não quero de forma alguma parecer preconceituosa com qualquer pessoa que tenha alguma síndrome, principalmente Down, e quem me conhece sabe perfeitamente disso. Mas, toda mãe deseja aos filhos, antes de mais nada, que eles gozem de plena saúde. Aliás, no meu caso especificamente, se eu soubesse o que viria depois, eu teria orado, de joelhos, que minha filha tivesse Down, uma síndrome que, por mais que traga problemas de saúde e limitações para o indivíduo, não é incompatível com a vida.

Mas, continuando, no dia do exame, o mais emocionante de tudo, depois de ver o rosto da Malu e constatar que de fato estava tudo bem com ela, foi ver que aquilo que sequer tinha forma humana há algumas semanas, tinha se tornado uma "minipessoinha", a cara do amor da minha vida, e estava ali, brincando de escorrega.

Chorei um rio aquele dia.

Quando saí da consulta, mandei um recado para o meu coração: "Está vendo? Você estava errado!". Pensei, essa angústia, esse aperto no peito, nada disso é intuição. Deve ser medo, paranoia, coisas de mãe e que ainda não sei lidar.

Mas, infelizmente, não era. E, ainda que eu não soubesse, toda aquela alegria que eu estava sentindo tinha em tempo exato de duração e seriam exatamente três semanas.

Antes que me esqueça de mencionar, ao final da realização da ultrassonografia (feita na décima terceira semana, quase início da décima quarta), o Dr. P.N. disse que, mesmo estando tudo normal com o feto, seria bom que fizéssemos um ultrassom a cada mês. Isso porque, segundo ele, gestações decorrentes de FIV, como no caso, tinham mais chances de má formações e síndromes, e era melhor um monitoramento mais intensivo.

Na minha cabeça, no entanto, eu acreditava que era exatamente o oposto. Por ser algo feito em ambiente e em condições controladas, os riscos de problemas no feto seriam menores que em uma gestação comum, ao acaso.

Digo e repito, em momento algum durante todas as consultas feitas no processo de fertilização, nos foi mencionado que, enquanto numa gravidez comum ou por meio de fertilização artificial, os riscos de síndromes e má formações giram em torno de 3% em mulheres de até 35 anos, enquanto na FIV essa porcentagem sobe para algo em torno de 10%.

Não que isso fosse nos fazer desistir de ter filhos, mas era uma informação que eu gostaria muito de ter recebido. Isso me faria ter exigido uma biópsia também no embrião da Sarah, por exemplo, e não somente no que veio do meu óvulo, como foi feito.

Pois bem, passadas as três semanas de alegria e alívio, porém com avisos diários da minha intuição, que teimava em não se calar, chegou o dia do ultrassom da décima sexta semana. Um exame de pura rotina, adiantado em uma semana, porque o médico sairia de férias na semana seguinte.

Nesse exame, eu estava o oposto do anterior.

Totalmente relaxada, tranquila, pronta e empolgada para, novamente, ver o rosto da minha filha e vê-la brincando dentro de seu mundo uterino particular.

A mãe da Sarah participaria do exame, veria a netinha pela primeira vez, estávamos todas super felizes, inclusive a Malu ganhou naquele dia seu primeiro presente, um vestidinho lindo dado pela vovó.

Entramos as três na sala do médico, a Sarah se deitou, e iniciou-se o exame.

O Dr. P.N., que no exame anterior conversou sem parar, dessa vez apenas passava o sensor na barriga da minha esposa e não emitia uma única palavra sequer.

No silêncio mais ensurdecedor da minha existência, ficou lá ele passando o sensor de lá para cá, hora rápido, hora devagar.

Eu olhava no monitor e só via borrões, não conseguia entender nada. Não via mais sequer uma forma humana nas imagens, mas escutava os batimentos cardíacos que estavam marcando em 148 BPM, o que, de certa forma, foi o que não me deixou enlouquecer ali naquele momento.

Passaram-se 5, 10, 20 minutos, e nada do médico falar alguma coisa. Aliás, ninguém falava nada. Apenas se ouvia os sons que vinham do aparelho, batimentos cardíacos, som das artérias, apenas.

Ali, exatamente ali, eu soube que, de fato, algo não estava bem e que as notícias não seriam boas. O ar no ambiente estava pesado e era de total tensão.

Finalmente, o médico parou o exame, desligou o equipamento e pediu para que a Sarah se levantasse e que nos sentássemos, pois ele havia visto algumas coisas que o haviam deixado preocupado. Mas, isso ele nem precisava dizer. Seus olhos terrivelmente azuis escancaravam sua preocupação.

Foi quando, então, o Dr. P.N. deu sua primeira péssima notícia.

Ele disse que, primeiro, havia notado que o líquido amniótico estava muito reduzido, o ILA estava um pouco abaixo de cinco, o que ele já entendia ser um oligodrâmnio.

Além disso, ele afirmou que a mão esquerda da Malu estava numa angulação atípica, voltada para fora, e que ele não havia conseguido ver o osso rádio de seu antebraço esquerdo, o que poderia se tratar de uma agenesia do rádio e uma mão torta radial.

Ele questionou se a Sarah havia tido perda de líquido, algum vazamento incomum que ela tenha notado, mas como ela afirmou que não, ele descartou a bolsa rota e, então, nos deu a pior de todas as notícias.

Disse que não tinha conseguido ver o rim esquerdo da Malu e que, embora tivesse visto o rim direito dela, havia muitos cistos no órgão, o que, em conjunto com a diminuição do líquido, provavelmente se tratava de um problema renal grave. O rim seria policístico e não estaria funcionando.

Isto é, ela só tinha um rim, e até aí tudo bem, já que milhões de pessoas vivem uma vida inteira com um só rim e muitas sequer sabem disso, mas no caso dela o único rim que existia não estava funcionando.

Por fim, ele afirmou que as próximas quatro semanas seriam decisivas. Basicamente, afirmou que se nesse período o rim dela não começasse a funcionar e o líquido não aumentasse, a possibilidade, que para ele era praticamente uma certeza, era de que ocorreria um aborto espontâneo.

Saí daquele consultório totalmente devastada, destruída. A sensação era a de que não existia mais um chão, que ele havia sumido debaixo dos meus pés.

Mas, se alguém que não soubesse do ocorrido passasse por mim, pensaria que eu estava absolutamente bem e normal, que nada de mais estaria acontecendo.

Não chorei, não tive um acesso de fúria, não tremi, não tive nenhuma reação. Nada.

Tenho uma certa dificuldade de expressar meus sentimentos, é fato. Geralmente, quando o faço é de forma confusa, misturando as coisas. Se fico triste ou com medo, acho que estou com raiva e estouro. Se é para chorar, caio na risada, se é para rir, choro. Tudo se resume em alegria ou tristeza, euforia ou raiva. Uma coisa de louco.

Mas, nesse dia fiquei simplesmente atônita. Na mais completa inércia e em total negação.

Eu simplesmente não aceitava aquela informação. Não acreditava em nada daquilo como sendo real. Para mim, o médico estava totalmente errado, estava mentindo ou aquilo sequer tinha realmente acontecido no mundo real. Ele estava sendo soberbo e arrogante, dando informações que ele nem mesmo tinha como saber e ter tanta certeza.

Como ele teria visto uma mão, um antebraço, rins, cistos, passando o aparelho naquela rapidez, onde só se dava para ver borrões?

Aquilo era excesso de confiança dele, o famoso "ego médico", só poderia ser.

Ou melhor, aquilo não estava acontecendo. Eu estava apenas tendo um pesadelo, e a qualquer momento eu acordaria daquilo.

Procurei apoio no Dr. Google e ele estava ali me dizendo que a eficácia da ultrassonografia, nas melhores condições possíveis, era de, no máximo, 80%.

Na verdade, a Sarah estava desidratada naquele dia. Ela estava enjoando muito, não bebia água o suficiente. Era mais água que ela tinha de beber. Outra coisa que o Google também me receitou era que a Sarah teria de ficar 30 minutos por dia imersa numa banheira cheia de água, isso aumentaria o líquido amniótico.

Quando saí do consultório, já estava convencida de que aquele médico era um lunático, arrogante, nada daquilo era verdade, e então passei a odiá-lo.

Mas, a verdade, infelizmente, era que ele estava certo e que era, por sinal, um médico muito bom e competente. Viu antes da maioria o que muitos demoraram mais tempo para confirmar.

Não teve lá muito tato em dar a péssima notícia, é verdade, mas como é a forma certa de se dar uma notícia assim? No fundo, sei que para ele também não foi nada fácil e que a tristeza também o atingiu. Nunca é fácil ser o mensageiro de notícias que destroem outro ser humano, e, no caso, tratava-se de duas mães e uma avó.

Mas, como disse, naquele momento eu era a mais pura negação. Deus não faria aquilo comigo, com a Sarah, com nossa já tão amada filha. Não faria.

Assim que saímos da consulta, resolvi ir até à casa da minha mãe. Inconscientemente, eu acreditava que minha mãe podia resolver aquilo, tirar aquela dor de mim ou carregá-la por mim. Eu faria isso pela Maria Luísa.

Lembro de contar para ela o que o médico tinha dito e de ela responder que ele não sabia de nada, que estava com certeza equivocado. Não sei se ela realmente pensou isso ou se só não queria me ver daquele jeito. Quando me tornei mãe, passei a compreender melhor como elas pensam e agem. Mas, funcionou, porque fiquei bem mais calma, por alguns minutos pelo menos.

Me sentei, então, no sofá da casa dela e fiquei pensando em formas de como consertar as coisas. De como provar que o médico estava errado.

Como aquele médico podia ter tanta certeza? Era meu pensamento recorrente. Eu precisava que outro profissional, outro especialista também olhasse a minha pequena e desse a sua opinião.

Quando vi que estava a um minuto de explodir de tanto pensar e repensar tudo aquilo, resolvi sair pela cidade procurando clínicas que faziam ultrassom em gestante. Fui em dezenas até encontrar uma em que um médico pudesse nos atender ainda naquela tarde. Não dava para esperar nem até o outro dia.

Expliquei a situação para a secretária de um desses médicos e acho que ela, percebendo meu desespero, de alguma forma quis ajudar. Ligou imediatamente para o médico e conseguiu que ele nos atendesse depois de uma hora.

Lá estávamos nós novamente, a Sarah, a Malu e eu em uma sala, olhando para um monitor de ultrassom e esperando que finalmente alguém dissesse a verdade, que estava tudo bem.

O médico, uma pessoa extremamente calma e atenciosa, olhou detalhadamente a Maria Luísa, passando o sensor vagarosamente e minuciosamente, tirando "fotos" de algumas imagens e posições.

Mais uma vez, e como seria sempre, ela estava com o rosto escondido. Mas, dessa vez, consegui identificar, mesmo que com certa dificuldade devido à escassez de líquido, o que era cabeça, tronco, braços e pernas.

Pedi que o médico tentasse encontrar o osso rádio no antebraço esquerdo da Malu, o mesmo que o Dr. P.N. afirmou não ter se formado.

Porque, no auge da minha ignorância, esse era o pior problema dela, ter uma mão disfuncional. Mal sabia eu que minha filha poderia sequer ter mão, que tudo o que importaria para mim seria ela ter vida!

E eu queria tanto que esse osso estivesse lá, pois comprovaria todo o erro do médico anterior, queria tanto, mas tanto que estivesse tudo bem com nossa filha que não só me convenci, numa certa imagem, de que havia visto o osso, como também fiz o médico se convencer disso. E mais, vi ela movimentando a mão esquerda, abrindo a palma da mão e esticando os dedos, como se estivesse nos dando um tchau.

Ao final do exame, o médico disse que realmente o líquido estava um pouco abaixo do normal, mas que ainda era muito cedo para se determinar que ela não tinha algum dos rins ou que algum deles era policístico, pois era exatamente naquela idade gestacional que o bebê estava formando seus sistemas esqueléticos e renal.

Nos despedimos com ele dizendo que sinceramente não sabia como o outro especialista havia tirado tantas conclusões com tanta certeza, pois ele não se sentia confortável em fazê-lo.

Pronto. Ouvi exatamente o que eu queria ouvir. Senti meus batimentos cardíacos voltarem ao normal, a vida voltar a pulsar em harmonia dentro de mim. Senti que tinha algum controle sobre tudo aquilo e que quem estava certa era eu, o Dr. P.N. era apenas um lunático. Simplesmente não voltaríamos mais nele, e estava tudo resolvido.

Procuraríamos uma banheira para banhos de 30 minutos de imersão, como me receitou o Dr. Google, e a Sarah beberia de 6 a 8 litros de água por dia, com ou sem enjoo, e estaria resolvida a questão do líquido.

Na minha intuição, eu apliquei uma anestesia geral. Eu a ignorei, silenciei, sufoquei, até que ela finalmente desistisse de mim.

Procuramos nos aplicativos de hotéis algum que tivesse banheira disponível, comprei 25 garrafas de água de 1 litro, e fomos para o hotel, o qual ficava a 40 quilômetros de distância da casa em que morávamos na época.

Deixei minha esposa dentro da banheira, para ter certeza de que tudo seria feito à risca, e fui em casa alimentar e cuidar dos nossos pets (temos três cachorros e três gatos).

Fui e voltei o mais rápido que pude para ficar com ela no hotel. Cheguei era por volta da meia-noite, e se alguma palavra resume esse dia para mim, é "exaustão".

Senti um completo cansaço físico e mental. Mas, fui dormir com a sensação de que nós iríamos consertar tudo aquilo, resolver qualquer problema, ter o controle da situação.

Porém, a realidade é que não tínhamos controle algum.

Hoje sei que tudo que tínhamos era uma situação muito difícil e triste de lidar, e em relação a ela nós erámos completamente impotentes. E impotência sempre foi algo que nunca me dei o direito de sequer aprender a tentar lidar. Nunca aceitei.

Ainda no hotel, marquei uma consulta de emergência com a obstetra. No dia seguinte, ela nos recebeu.

Na consulta, ela olhou todos os exames que havíamos feito e disse que, embora confiasse muito no Dr. P.N., seria melhor realizarmos um terceiro exame, tipo um tira-teima, e então nos encaminhou a uma das melhores maternidades da cidade, local em que uma médica, em quem ela também confiava muito, faria o exame.

E lá fomos nós, para a terceira ultrassonografia em dois dias.

Porém, dessa eu não participei, e isso me deixou irada.

O que aconteceu foi o seguinte. Como a médica que faria o exame estava fazendo um encaixe, a plantonista que atendeu minha esposa disse que o exame seria feito por volta das 15 horas, pois era quando a médica estaria disponível.

No entanto, quando chegamos ao hospital, ainda era por volta de meio-dia, então a Sarah me pediu que fosse em casa ver como estavam os nossos pets.

Considerando que o tempo que eu levaria para chegar em casa, colocar comida, limpar o local e voltar seria de aproximadamente duas horas, concordei em ir, pois daria tempo de voltar e acompanhar o exame.

Todavia, quando cheguei ao hospital, por volta das 14h20, a Sarah já estava me aguardando na recepção com o laudo do exame em mãos. Fiquei tão nervosa que nem percebi o quanto ela estava triste, apenas perguntei o que ela estava fazendo ali, se já tinham feito o exame, e ela respondeu que sim.

Ela explicou que a médica que realizaria o exame ficou disponível mais cedo e que, somado a isso, por coincidência, a obstetra também estava no local, pois tinha acabado de fazer um parto, e por estarem as duas médicas ali, elas anteciparam o exame, e fizeram sem minha presença, e não tinha como me avisar, porque eu estava na estrada e o celular não pegava naquele local.

Mesmo sendo uma explicação plausível, mesmo sabendo que realmente o celular não tinha sinal disponível, mesmo com qualquer explicação racional possível, senti meu rosto atingir a temperatura de mil graus. Literalmente, eu queimei de raiva.

Tenho essa sensação de estar com o rosto em chamas toda vez que algo me enfurece. Sinto todo o meu corpo queimar, meu rosto e pescoço ficam super vermelhos e começam a surgir uma petéquias na minha pele. Um tipo de alergia ao ódio.

Fiquei sim com muita raiva de todos, da Sarah, da obstetra, do mundo. Me senti traída, porque alguma parte de mim, por mais inconsciente que fosse, acreditava que a minha presença, a minha vontade, a minha fé, poderia alterar o rumo das coisas. Mesmo que obviamente, racionalmente falando, isso não tivesse qualquer fundamento.

Então, tentando engolir ou sufocar minha mágoa, perguntei o que a médica tinha dito, qual tinha sido o resultado.

Foi quando a Sarah, com uma voz triste, mas numa aceitação que eu ainda não conseguia ter, disse que a questão da agenesia do rádio e a mão torta realmente eram verdade, ela mesma tinha visto, não havia qualquer dúvida.

Outra verdade indiscutível para ambas as médicas era a diminuição considerável e preocupante do líquido, a agenesia renal do rim direito e o rim policístico esquerdo.

Nossa filha realmente tinha alguma síndrome, não era ainda possível se determinar qual, nós ainda não tínhamos a mínima noção de quão pequena eram as chances de ela sobreviver, mas aquilo era real, estava acontecendo, não tinha mais como negar.

Nesse dia, quando chegamos em casa, a Sarah e eu tivemos uma briga feia.

Me apoiei na raiva de não estar presente no momento do exame para dizer que as médicas estavam erradas, que elas queriam apenas confirmar o que o amigo delas havia dito por uma questão de corporativismo, de coleguismo da classe, que eu só acreditaria vendo com meus próprios olhos. Xinguei a obstetra e cheguei a mandar uma mensagem desaforada para ela e, por fim, fui para meu quarto chorar e dizer a Deus que, se é que Ele existia, Ele não passava de um sádico, pior que o próprio anjo que Ele expulsou do céu.

Os moralistas, com seus dedos em riste, podem dizer que fui uma péssima pessoa. Que tive uma reação infantil e errada, que fui egoísta, que deveria ter ficado ao lado da Sarah, dado apoio e que blasfemei a Deus.

Mas, primeiro, não escrevo uma linha sequer aqui aos moralistas, até porque eles tudo sabem, nada precisam aprender, apenas estão no mundo para julgar e ensinar. Segundo, só quem já sentiu ou está sentindo algo semelhante ao que eu estava passando poderia ser capaz de entender que não existe uma forma certa ou errada de passar por algo assim. O que existe é a forma possível. A única que a pessoa consegue fazer para suportar, para lidar com tanta dor.

Minha esposa, vendo tudo aquilo e conseguindo naquele momento ter mais sabedoria do que eu e, principalmente, vendo que não conseguiríamos suportar sozinhas tamanho fardo, fez a única coisa que era possível: pediu ajuda.

Ligou para meus pais e a mãe dela, e os três, algumas horas depois, estavam em nossa casa para nos ajudar.

Além disso, ela aceitou a sugestão de nossa obstetra e marcou uma sessão de terapia com uma psicóloga especialista em gestação de alto risco e luto para gestantes que abortaram ou perderam o filho logo ao nascer.

Confesso que não vi exatamente a hora que nossos pais chegaram em nossa casa. Tinha me deitado e dormi profundamente por uma eternidade. Tinha perdido a noção do tempo, estava completamente imersa em minha dor, no meu desespero, em minha descrença. Não sabia se era noite ou dia. Acordei ouvindo a voz do meu pai me chamando baixinho, como ele fazia quando eu era criança e ele me acordava para ir para escola.

Me virei para o lado e o vi deitado, fazendo carinho na minha cabeça.

Sem falar nada, apenas o abracei e chorei copiosamente.

Um jeito de chorar todo peculiar que tenho, em que fico tão sem ar que corro alto risco de morrer sufocada se não parar e lembrar que preciso respirar. A sensação que tive é que meu peito se abriria, se rasgaria. Eu não queria respirar.

Meu pai apenas ficou me observando, continuou acariciando minha cabeça, esperou que eu chorasse o quanto quisesse e pediu para respirar, para me acalmar.

Quando consegui ficar mais calma, ele pediu que eu lhe explicasse o que estava acontecendo com a Malu e eu expliquei tudo que sabia até então.

Sempre muito amoroso e sensato, meu pai me pediu para que eu não ficasse tão brava com Deus, porque simplesmente não sabemos de tudo e, por isso mesmo, não sabemos por que certas coisas acontecem.

E falou duas coisas que, a partir dali, foram como mantras para mim.

Primeiro, que aquele não era momento para brigas. Mais que nunca, eu e a Sarah deveríamos nos amar e nos apoiar.

E segundo, que nem tudo estava ao meu alcance ou dependia de mim, mas tudo que estivesse e dependesse, eu faria, com amor e dignidade, e isso me deixaria em paz, independentemente de qual fosse o desfecho dos fatos.

Depois dessa conversa, me virei novamente na cama. Ainda permaneci ali deitada, olhando para longe. Vi que o céu estava com as cores azul, laranja e rosa. Vi as folhas bem verdes do coqueiro que tinha no jardim balançarem com a brisa que entrava no quarto e refrescava o calor em meu rosto. Senti que por mais que eu não soubesse exatamente tudo que estava por vir, tanto a minha esposa quanto a nossa filha, pessoas que eu amava demais, estavam ali, naquele momento, e eu poderia sentir ambas num só abraço.

Então, me levantei, fui até a Sarah, até a Malu, dei o abraço mais apertado possível, um beijo e pedi desculpas para ambas.

Nesse momento, percebi que minha mãe havia lavado todas as roupas sujas, até os panos de prato, e a mãe da Sarah estava literalmente dando uma faxina completa na casa.

Era o jeito delas de demonstrar amor. O maior amor do mundo, inclusive, o amor de mãe.

Não sei exatamente quanto tempo depois desse dia, mas foi bem próximo a ele, quando tivemos outra consulta com nossa, até então, obstetra.

Na consulta, me lembro bem do clima pesado que pairava no ar.

Quando nos sentamos, a médica inicialmente lamentou que as notícias tinham sido ruins, disse que a decisão era nossa sobre seguirmos ou não com a gestação, mas que ela aconselhava fazê-lo.

Aconselhou-nos a seguirmos com o pré-natal, como já estávamos fazendo, como se fosse uma gravidez normal, já que para a gestante, naquela situação, os riscos eram exatamente os mesmos inerentes a uma gravidez qualquer, nem maiores nem menores.

Afirmou que, caso nossa opção fosse por interromper a gravidez, deveríamos fazer o pedido judicialmente, já que, embora se tratasse de uma síndrome incompatível com a vida extrauterina, tal fato tinha de ser autorizado por um juiz. E finalizou dizendo que, para fazermos esse procedimento, teríamos de procurar outro profissional, pois ela, por questões de índole pessoal, não se sentia confortável em fazer.

Fiquei todo o tempo calada, apenas ouvindo a médica falar tudo aquilo e sem conseguir entender que era eu e o amor da minha vida que estávamos passando por aquilo. Simplesmente eu não conseguia me encaixar naquela realidade tão sem esperança.

Um mês antes estávamos ali, naquele mesmo consultório, divagando sobre como seria o parto, se eu iria ou não querer amamentar também, sobre qual seria a melhor maternidade para que pudéssemos ter um parto humanizado, o que fosse melhor para mãe e filha.

Simplesmente não conseguia acompanhar tanta mudança de expectativa, de sentimentos, de realidade.

Depois de nos explicar tudo, lembro que a médica obstetra nos questionou se queríamos falar algo, se tínhamos alguma dúvida ou se queríamos fazer alguma pergunta.

Nesse momento, a Sarah a questionou, dizendo:

— Só quero saber uma coisa: se a Malu morrer dentro de mim, como será para tirá-la?

Quando ela fez essa pergunta, senti uma tristeza tão profunda. Porque senti ali o quão triste e consciente da situação ela estava, bem mais que eu. E também ali já soube que interromper a gravidez não era uma opção para ela, assim como não era para mim.

Não por questões morais, religiosas, nada nesse sentido. Como já disse antes, quem passa por algo assim sabe que numa situação dessas nada disso importa. A questão é mais até onde suas forças físicas e mentais aguentam.

Porque a questão é: parar ali uma situação que todos, absolutamente todos, o informam que para ela não existe qualquer solução ou levar adiante mais cinco meses de uma gestação para, quando seu bebê nascer, você ter apenas algumas horas com ele, isso se ele vier a nascer com vida?

Portanto, antes de seguir com minha história quero deixar claro que entendo e abraço, com todo respeito e carinho, quem, nessas circunstâncias, optou por desistir e interromper a gestação e, mais, quero ainda dizer a todo juiz ou juíza e a todo promotor ou promotora que, em casos assim, em que a ciência comprova que não haverá qualquer possibilidade de vida, se for a vontade da gestante, a menos que Vossas Excelências já tenham passado exatamente por isso, não julguem ou se sintam no direito de usar suas convicções morais ou religiosas na questão. Apenas acatem a decisão da gestante, porque com certeza se trata da pior decisão que já tomaram em suas vidas e o respeito a elas é uma questão de humanidade.

Mas, no meu caso, embora eu confesse que tenha por alguns dias passado pela minha cabeça se não seria melhor acabar ali com aquele desespero e ao menos tentar conversar sobre o assunto com minha esposa, e ainda, por mais que minha intuição me alertasse incessantemente, desde o princípio, que nem tudo sairia como a forma que desejávamos, intimamente eu queria ter e ainda tinha esperança. Eu optei por continuar, porque optei por ter fé, mesmo que cega, mesmo que improvável, mesmo que esperando por um verdadeiro milagre.

E a Sarah, embora em momento algum tenha dito que pensou ou que queria interromper a gravidez, acredito que isso também tenha, em alguns momentos, passado por sua cabeça.

Porém, após a consulta com a obstetra, passei, até para conseguir continuar mantendo minhas esperanças, a procurar saber mais sobre os problemas e má formações que já haviam sido identificadas na Maria Luísa.

Procurei sobre bebês que tiveram aquelas mesmas intercorrências, mas que haviam sobrevivido. E, além disso, procurei saber mais e com mais precisão sobre o que de fato nossa filha tinha, qual seria o seu diagnóstico. Já que se tratava de uma síndrome, qual seria ela?

Para não me esquecer do combustível que teria que usar para seguir minha jornada, que estava apenas começando, tatuei a palavra "fé" no punho direito, escrita voltada para mim, de uma forma que todas as vezes que eu olhasse para o meu braço direito eu pudesse me lembrar dela.

Fiz isso para não me esquecer de ter fé, todo o tempo, sem cessar.

E então, fui em busca da única coisa que poderia me trazer um pouco de luz e paz naquele momento: o conhecimento.

Entrei em contato com a médica de São Paulo, responsável pela fertilização, e lhe pedi algumas indicações de bons médicos especialistas em medicina fetal.

Ela me passou alguns contatos, escolhi um deles e marquei uma teleconsulta. Uma das melhores atitudes que pude tomar por nós, porque esse médico foi um marco para mim. Explico.

De personalidade muito calma e gentil, ele primeiro explicou em "mediquês" todos os problemas que a Malu tinha e que até então haviam sido determinados nos ultrassons obstétricos.

Disse que a ausência de rins, ou o não funcionamento deles, causaria, muito provavelmente, uma condição pulmonar denominada "hipoplasia pulmonar", que, em resumo, era o que impediria o bebê de respirar ao nascer e o levaria a óbito.

No entanto, o médico também afirmou que, em alguns casos, embora raros, mesmo com pouco líquido amniótico e com o feto possuindo problemas renais congênitos, alguns bebês não desenvolviam a hipoplasia e sobreviviam. Então, o que realmente aconteceria só após o nascimento seria possível, de fato, se determinar.

Além disso, de forma muito humana, ele também nos explicou que, no caso específico da Maria Luísa, como, além da questão dos rins, havia outras má formações, existia uma alta probabilidade de se tratar de alguma síndrome, dentre as quais alguma que fosse realmente incompatível com a vida.

Assim sendo, ele sugeriu que fizéssemos um exame de investigação genética quando ela nascesse, pois para a realização desse exame enquanto ela ainda estava dentro do útero, seria necessário a coleta de uma quantidade mínima de líquido amniótico, quantidade esta que não estava disponível, pois a ausência do líquido era praticamente total.

No entanto, o mais importante de tudo na consulta com esse médico foi a forma com que ele nos atentou para o fato de que, por mais provável que fosse um desfecho triste ou diferente do que gostaríamos, ou seja, por mais difícil que fosse ter de compreender e aceitar o que estava acontecendo, ninguém podia garantir com 100% de certeza nada sobre o futuro e, principalmente, naquele momento, naquele espaço de tempo que estávamos vivendo, chamado presente, a Malu estava ali, estava viva e o mais importante, estava bem e sentindo absolutamente tudo que se passava ao seu redor.

Ele finalizou a consulta dizendo que se nossa intenção era continuar com a gestação, independentemente do que viesse a acontecer, que fizéssemos isso com a máxima dignidade, com todo o respeito e carinho por nossa filha, agindo exatamente da mesma maneira que faríamos se estivéssemos protegidas pelo véu da ignorância e não soubéssemos de nada. Porque, na realidade, enquanto a Malu estivesse dentro do útero, ela estaria perfeitamente bem.

Quando essa consulta terminou, estávamos a Sarah e eu na sala da casa que morávamos na época. Ali fizemos um pacto entre nós: enquanto a Maria Luísa estiver aqui, nós faremos absolutamente tudo para que ela tenha uma vida incrível. Sentindo os melhores sentimentos, provando e experimentando tudo o que há de melhor nesta vida — amor, carinho, atenção, diversão e alegria.

É claro que nos dias que se seguiram, e foram muitos, vieram altos e baixos. Tivemos, sim, nossos momentos, às vezes guardados a sete chaves, de tristeza, desespero e ausência de esperança. Mas, posso afirmar que, de uma maneira geral, cumprimos lindamente nossa promessa feita naquele dia.

A partir daí, passei a não me permitir simplesmente cruzar os braços e me entregar à tristeza.

Procurei meu médico psiquiatra, com quem já me tratava há anos (pois tive um grave problema diagnosticado como "síndrome de *burnout*"), expliquei a ele toda a situação que estava vivendo e pedi por ajuda.

Isso mesmo, porque saber pedir ajuda não é algo vergonhoso ou desnecessário. Simplesmente não precisamos carregar um peso mental maior do que aquele suportável por um ser humano, assim como não precisamos sentir dor quando já existem analgésicos.

Fiz uma promessa a mim mesma de que cuidaria de mim, cuidaria da nossa casa, não dormiria até meio-dia e talvez nem me levantar da cama, conversaria com a Sarah, com minha mãe, minha irmã, minhas amigas, com uma psicóloga e, principalmente, com a Malu. Não deixaria a peteca cair, como dizem.

Porém, sou um ser humano muito racional, e para conseguir fazer isso, eu tinha de continuar acreditando em um desfecho positivo para a minha filha, ainda que fossem mínimas as chances, ainda que contra tudo e contra todos, incluindo eu mesma.

Então, mergulhei profundamente na busca por mais e mais conhecimento. Procurei opinião de outros vários médicos, fiz pesquisas sobre tudo que poderia me informar mais sobre tudo aquilo e que, por menor que fosse, pudesse me dar ainda que uma centelha de esperança.

Não se tratava mais de negação. Àquela altura eu já tinha compreendido a existência do problema, que ele era real, havia entendido sua gravidade, mas entre desistir e lutar, me entregar ou buscar alguma saída na ciência, mesmo que de vanguarda, eu escolhi esta opção.

Nós não iríamos interromper a gestação. Isso já estava decidido. E, segundo os médicos, não havia nada que pudéssemos fazer, pelo menos nada do conhecimento deles até então.

Mas, ainda assim, eu precisava ao menos tentar descobrir alguma maneira de consertar as coisas. Essa era a única forma viável para mim, para que eu pudesse suportar a realidade, mesmo que fosse criando esperança num local em que todos pareciam fazer questão de arrancá-la de mim a qualquer custo.

E foi indo em busca dessa solução, de opiniões, experimentos e conhecimento que convenci a Sarah de irmos procurar outra obstetra e outro médico fetal que fizesse ultrassom, ainda que fosse para ouvirmos pela milésima vez a mesma coisa, mas que ao menos fosse por bocas diferentes.

Depois de conversar com meu irmão, que é médico, e com alguns familiares que também o são, indicaram uma médica obstetra bastante conceituada, professora da Universidade Federal de Medicina do nosso estado, a qual era reconhecida nacionalmente por sua excelência em gravidez de alto risco.

Confesso que quando recebi a indicação pensei que teria de lidar com alguém envaidecido, de ego elevado, inacessível ou indiferente à nossa situação e que talvez nem quisesse atuar no caso, pois como já disse, a gravidez da Sarah não era de alto risco. Ela estava bem, os problemas eram no feto e eles só fariam diferença depois do nascimento.

Mas, para minha grata surpresa, me enganei completamente quanto aos meus preconceitos.

Desde a primeira consulta com a nova médica, percebi que estávamos diante de uma pessoa sincera, humana e competente. O que me tranquilizou, porque considero que essas são características presentes nas pessoas realmente inteligentes e seguras naquilo que fazem.

Não que ela tenha dito coisas que eu queria a todo custo ouvir, ou tenha nos dado a esperança que eu tanto buscava apenas para nos confortar, longe disso. Mas, tudo que ela disse, com sua simplicidade e extrema sinceridade, me trouxe algo que naquele momento eu precisava demais, que era a segurança de que tudo que seria feito seria no sentido de darmos o máximo de chances, dentre o possível, para a Malu.

Em nossa primeira consulta, após ouvir a Sarah, me ouvir e analisar todos os mil exames que já tínhamos feito, a médica nos fez a seguinte pergunta: vocês querem que eu seja sincera?

Respondemos que era isso o que mais queríamos.

Então, ela disse, e eu me lembro como se fosse agora, que se o problema da Malu fosse apenas a questão dos rins, poderíamos pensar numa saída, ainda que mirabolante, para resolvê-lo, como submetê-la a hemodiálise e a um transplante assim que ela nascesse, mas ainda assim, as chances de ela sobreviver por muito tempo seriam pequenas. Porém, o quadro dela ia além do problema renal, pois numa gestação sem líquido, durante tanto tempo, é praticamente impossível a formação dos alvéolos pulmonares, e eles são fundamentais para a troca gasosa do bebê quando de seu nascimento. Em outras palavras, sem a devida formação dos pulmões, em decorrência da ausência de líquido amniótico, a criança simplesmente não conseguiria respirar.

E continuou ela:

— Já fiz alguns partos com fetos que tinham problemas semelhantes e, infelizmente, nunca nenhum deles sobreviveu. Mas, não vou lhes dizer que seja impossível, pois para Deus nada é impossível. Porém, a natureza tem suas leis, e elas são implacáveis. A biologia tem suas normas, tem a sua forma de "viver" e pouco, ou quase nada, podemos fazer para mudá-las, para interferir ou impedir que elas atuem.

Depois de dizer essas coisas e com muita verdade em seus olhos verdes, quase azuis, nossa nova médica se voltou a nós, com bastante ternura e compaixão, e disse que, ciente da verdade, caberia à Sarah decidir sobre continuar ou não com aquela gravidez.

Por um momento, ela se corrigiu e disse que caberia a nós, na verdade. Mas, sendo novamente sincera como ela não consegue deixar de ser, e para mim não dizendo nenhuma mentira e nem me ofendendo de qualquer forma, corrigiu-se novamente e disse:

— Mas, cabe mais à Sarah mesmo, porque é ela quem traz a Malu em seu ventre. Trata-se de algo que, em última análise, envolve o seu próprio corpo e sua capacidade física e mental.

Nesse momento, minha esposa respondeu que ela não tinha qualquer dúvida mais quanto a essa questão. A gestação iria até o ponto que devesse ir. Em suas palavras:

— Se Deus colocou aqui, somente Ele vai poder tirar. E Ele vai ter de fazer isso, porque eu não vou fazer. O que preciso é de sua ajuda para saber como seguir adiante com a gravidez e como devo fazer para fazer isso da melhor forma possível, pois quero que minha filha fique aqui o máximo que ela puder. Meu medo e receio e a minha luta interna é para aceitar quando for a hora de deixá-la sair, pois sei que será a partir daí que não poderei mais protegê-la.

Ali eu senti muito forte que, acontecesse o que fosse, e durasse o tempo que fosse, eu veria minha filha viva. Eu tive essa certeza com todo o meu coração.

Mas, antes de continuar, preciso voltar um pouco no tempo, pois quando fomos à primeira consulta com a nova obstetra, já estávamos esperando o resultado de um exame chamado "Cariótipo de Banda G", que havíamos feito cerca de 15 dias antes e cuja finalidade era determinar se a Malu possuía alguma alteração cromossômica e, se sim, qual. Pois se falaríamos para todos os médicos que nossa filha tinha alguma síndrome genética, que síndrome seria essa?

Todos os meus embriões haviam sido submetidos à biópsia. Portanto, na teoria, uma alteração cromossômica, se existente em algum deles, deveria ter sido detectada previamente.

O único embrião no qual não havia sido feita a biópsia era o proveniente do óvulo da Sarah, pois como já mencionei anteriormente, em razão da idade dela (menor de 35 anos), esse procedimento não era necessário e nem recomendado.

Ficaram várias dúvidas rondando nossas cabeças, então.

Poderia a própria biópsia em si, ou seja, o ato de manipular o embrião, retirando dele uma célula, ter causado os problemas da Malu? Alguns médicos diziam que sim, inclusive o Dr. Google, outros diziam que não.

Mas, nós precisávamos dessa resposta, e diferentemente do que havia sido recomendado pelo médico especialista em medicina fetal de São Paulo que havia nos atendido, não dava para esperar até o nascimento da Maria Luísa para termos essas respostas.

Até porque, a cada dia que passava, brotavam em nossa mente novas e terríveis teorias da conspiração. Teria ocorrido um erro? Existia algum culpado nisso tudo?

Confesso que na minha busca por compreensão de tudo que estávamos vivendo, em alguns momentos eu queria que existisse algum culpado, alguma falha de protocolo, algo que justificasse aquilo além de uma improvável e raríssima combinação genética ou um fato aleatório da natureza.

Porém, quanto mais eu procurava por esse culpado, menos eu o encontrava.

Voltando, portanto, no tempo entre a última consulta com nossa primeira obstetra e a nova, procuramos um dos mais renomados, experientes e controversos médicos especialistas em medicina fetal, diagnóstica e de reprodução humana de nossa cidade para uma consulta.

Em suas consultas, por sua vez, esse médico sempre fazia um ultrassom, pois ele não confiava em nenhum exame que não fosse feito por ele próprio.

A pessoa poderia chegar até ele com um milhão de ultrassons e todos com o mesmo diagnóstico que ele ainda assim faria o dele.

Conhecido por ser bem ríspido, às vezes sem tato para dar suas opiniões e por vezes até grosseiro, o médico em questão foi um verdadeiro cavalheiro conosco.

Olhou cuidadosamente nossa filha, que, mais uma vez, se negou a nos mostrar o rosto, e concluiu o mesmo. Que ela tinha má formação esquelética e renal e ausência de líquido amniótico.

De forma até bastante sensível, ainda mais diante do que eu estava esperando, ele nos sentou, disse saber que naquele momento deveriam estar se passando mil perguntas em nossas cabeças, mas que somente com um exame de cariótipo poderíamos ter ao menos algumas respostas para essas dúvidas.

Explicou que se tratava de um exame bem difícil, doloroso e angustiante, mas que se quiséssemos fazer, ele realizaria o procedimento. E decidimos fazê-lo.

Mas, confesso que foi um dos piores momentos de todos pelos quais passamos durante a gestação de nossa filha.

O exame consistia em inserir dentro do saco gestacional, mais precisamente na placenta, uma agulha gigantesca, acho que de uns 25 a 30 centímetros, e fazer uma punção do material biológico da placenta, tudo sendo monitorado por um ultrassom.

Sem qualquer anestesia, apenas um anestésico tópico, na pele, tive que ver o médico inserir aquela agulha enorme no útero da minha esposa e, fazendo movimentos fortes, enfiando e puxando a agulha, retirar quase dois frascos de algo que parecia sangue.

Quando o procedimento estava sendo realizado, vi a face de dor e medo da Sarah, uma verdadeira guerreira, e vi ainda a Malu se assustando com tudo aquilo, encolhendo-se inteira para o lado oposto daquele objeto intruso e estranho que, do nada, adentrou em seu mundo tão seguro e tão particular.

Virei o rosto por alguns segundos para enxugar as lágrimas que insistiram em sair e depois me voltei para junto delas, acariciando a mão do meu amor e conversando com nossa filha, falando para ela que estava tudo bem, que as mamães dela estavam ali e nada de ruim iria lhe acontecer.

Porém, internamente, a única coisa que eu pedia era para que aquilo acabasse logo.

E como tudo nessa vida de bom ou ruim, aquela tortura acabou poucos minutos depois e, no fim, eu estava com dois tubos de material da placenta da minha filha em minhas mãos. Logo em seguida, levei o material ao laboratório, que ficava bem ao lado da clínica, na esperança de que aquilo pudesse ao menos me dizer o que minha filha realmente tinha.

Seriam semanas de espera. Mas, como já disse, uma espera que trazia esperança, pois carregava consigo uma resposta, um conhecimento tão necessário para que eu pudesse seguir em frente mantendo minha fé e a dignidade prometida à Malu.

E, agora voltando à consulta com nossa nova obstetra, ao informarmos a ela que estávamos aguardando o resultado desse exame, mais uma luz se abriu em nosso caminho, pois fomos aconselhadas a procurar uma médica geneticista, algo em que ainda não tínhamos pensado.

Depois da nova obstetra, que passou a ser a nossa médica escolhida para acompanhar o restante da gestação e realizar o parto, indicar-nos a médica especialista em genética, tentamos marcar um horário, porém ela somente teria vaga para quase um mês depois.

Aliás, fiquei bastante assustada em saber que existem tão poucos médicos especialistas nessa área em nossa cidade. A que procuramos se tratava da única numa cidade de quase 2 milhões de habitantes.

Mesmo com a confirmação da gravidade da situação e com o fim da consulta com a nova obstetra sendo com ela nos abraçando e dizendo "sinto muito", tanto a Sarah quanto eu saímos de seu consultório mais leves, com ainda mais força. E nem sei explicar o porquê.

Acho que por tudo que foi dito, por tudo que escutei e pela observação do comportamento e também o que foi dito por gestos e não por palavras, me senti mais segura, passei, por alguma razão, a acreditar que existiria um parto, que eu não teria de ver a Sarah retirando nossa filha morta de dentro de seu ventre.

Ela teria um ciclo completo, que poderia ser curto, mas que me permitiria vê-la, tocá-la, senti-la.

Desde antes de tudo acontecer, quando sabíamos da gravidez, mas não dos problemas da nossa filha, havíamos programado uma viagem para a Bahia, onde comemoraríamos o aniversário de 70 anos do meu pai.

A viagem seria na última semana de agosto, justamente quando estaríamos na vigésima segunda semana de gestação, ou seja, a provável data limite de vida da Malu, segundo as previsões do Dr. P.N.

Então, lá atrás, na décima sexta semana até a consulta com a nossa nova médica obstetra, eu estava muito pensativa se iria mesmo nessa viagem.

Para mim, não havia clima. Eu estava triste, cansada, sem razão alguma para comemorar e ainda por cima com muito medo de que minha filha a qualquer momento viesse a sofrer um aborto.

Mas, depois da consulta, me senti mais forte, e minha esposa também, e nasceu em nós uma vontade verdadeira de fazermos a viagem.

Nós havíamos, afinal, prometido levar a gravidez com dignidade, e isso, para nós, incluía a possibilidade de dar a Malu a chance de sentir as melhores sensações, ainda que por intermédio da mamãe Sarah. E existe algo melhor que viajar?

Com aquela viagem, nós proporcionaríamos a ela gostos, sensações, emoções, momentos de alegria, risadas, festas, contato com a família, ou seja, o melhor da vida.

E, sendo assim, ela não poderia perder a festa de aniversário do vovô, na qual estariam presentes, além do vovô e da vovó por parte da mamãe Fabiana, todos os seus tios e tias avôs e avós, alguns de seus priminhos, seus tios, Léo e Lívia, e vários amigos e pessoas que já a amavam muito. Uma festa que, além de tudo isso, aconteceria na praia, oportunidade para ela conhecer o mar pela primeira vez.

E agradeço imensamente pela decisão de termos ido, pois eu não sabia, mas as coisas que estavam por vir seriam ainda mais difíceis e pesadas. Mas, disso falarei mais tarde, pois agora quero ressaltar a maravilhosa experiência da Malu na praia.

Depois de devidamente vacinadas com as duas doses da vacina contra a Covid-19 e também de fazermos o ultrassom morfológico de segundo trimestre e vermos que estava tudo bem com a Malu e a mamãe Sarah, tirando, obviamente, as complicações de que tínhamos ciência e com a devida autorização da nossa obstetra, desembarcamos dia 25 de agosto de 2021 na cidade em que mora meu coração, Salvador.

Chegamos a Sarah, o vovô Célio e eu para uma viagem em torno da qual, sinceramente, eu não tinha muitas expectativas criadas, mas que acabou surpreendendo de tão maravilhosa.

E isso por diversas razões.

Primeiro, porque foi uma semana de alegrias, risadas soltas e fáceis, sol, música, mar, água de coco, família reunida, e não existe nada melhor que isso na vida. Um refresco necessário para tudo que estávamos passando.

Segundo, porque a Maria Luísa simplesmente amou estar ali. Eu sentia isso com todo o meu corpo.

Decidimos, a Sarah e eu, que não contaríamos a ninguém, que ainda não sabiam, sobre os problemas da Malu. Não porque queríamos esconder algo das pessoas, mas sim porque ainda mantínhamos a fé e a esperança de que, de alguma forma, nossa filha ficaria bem, e nós desejamos isso profundamente, mesmo com mil médicos dizendo o contrário, e, além disso, porque não queríamos que as pessoas ficassem tristes ou com pesar.

Queríamos que a Malu fosse amada, desejada, esperada por todos, e não que sentissem tristeza por ela.

Isso fazia parte do nosso plano de gestar com dignidade.

E como isso fez bem a nós três!

Era nítido como a Sarah estava feliz naqueles dias e, consequentemente, nossa menina.

A cada presente que minhas tias davam para a Malu, a cada parabéns que ouvíamos pela gravidez, a cada gentileza que um desconhecido fazia para a Sarah por ser gestante, os olhos verdes dela ficavam mais claros, e isso só acontece quando ela fica realmente feliz.

E foi realmente muito bom, porque finalmente eu também estava sentindo a alegria da gravidez. Algo que eu não sentia desde a décima sexta semana da gestação.

Mas, o melhor dessa viagem era quando a Sarah entrava no mar.

Como a Malu amou!

Quando ela entrava na água, ficava se mexendo sem parar dentro da barriga da mamãe.

Eu colocava a mão para conseguir senti-la e parecia que tinha uma criança doida para sair nadando lá de dentro.

Não sei se foi pelo fato de estar sem o líquido amniótico ou se ela simplesmente gostou mesmo daquela água com outra densidade, mas era realmente incrível o quanto ela se mexia.

A Sarah e eu dávamos gargalhadas com aquilo. E isso hoje me faz ver o quanto a felicidade é, de fato, um momento e, geralmente, feita das coisas mais simples.

Outra coisa maravilhosa desse passeio era ver a Sarah comendo.

Estávamos em um resort sistema *"All Inclusive"*, e tudo que ela não tinha conseguido comer em toda a gravidez até aquele momento ela começou a comer lá.

Dei graças a Deus que os restaurantes ficavam abertos quase que 24 horas por dia, mas ainda assim ela me fez ligar na recepção do hotel, às 3 horas da manhã, para perguntar onde ela poderia fazer um lanche nas únicas duas horas que todos os restaurantes estavam fechados para limpeza.

Um ótimo sinal de que os problemas, por pelo menos cinco dias, não estavam bombardeando nossas cabeças.

E foi em meio a esse clima de alegria, natureza deslumbrante, pais, irmãos, tios e tias, sobrinhos, sombra e água fresca que fui retirando minha armadura de negação e, de fato, entendendo na prática que um dia se vive de cada vez, e é um depois do outro, e nenhum igual ao outro, pois possuímos única e exclusivamente o poder de viver o presente, sem qualquer tipo de controle sobre o que virá depois ou sobre o que já foi.

E isso foi tornando as coisas mais leves.

Não as tornou mais fáceis, nem as fez desaparecer. Mas, fez eu viver com a minha filha momentos incríveis durante o tempo e a forma que tínhamos para viver.

CAPÍTULO III

A VIDA SEM PLANOS

Tenho todos os dias muita saudade da presença física da minha filha, mas não guardo qualquer remorso ou arrependimento por ter deixado de viver algo com ela.

Fizemos, juntas, nós três, o melhor que podíamos com o tempo que tínhamos.

Isso alimentou e ainda alimenta diariamente a minha fé.

Me reconectou com o sagrado que habita em mim, com Deus e sua criação, sua força e sua natureza.

Eu não negava mais os problemas da Maria Luísa, mas passei a lidar com eles um dia de cada vez. Com respeito por ela, pela Sarah e também por mim mesma.

Voltamos para nossa casa e logo depois fomos novamente numa consulta com nossa médica obstetra.

Com a Sarah e eu bem mais leves, passei, então, a procurar formas de ao menos tentar fazer algo que pudesse dar mais chances de vida para nossa filha.

Recebemos o resultado do exame de Cariótipo que havíamos feito e, embora tenha sido descrito pelo responsável que houve dificuldade na realização do exame, tendo em vista a escassez de células no material coletado, o exame foi conclusivo no sentido de que a Malu não tinha qualquer alteração cromossômica.

De certa forma, isso foi um alívio. Não foi determinada nenhuma síndrome incompatível com a vida, capaz de tirar de mim qualquer resto de esperança.

Mas, também ficou aquela dúvida sem resposta. O que minha filha tinha? Será que era realmente algo genético?

Algumas respostas vieram, mas outras surgiram.

Foi, então, que fomos numa consulta com uma médica especialista em genética.

Desde adolescente, quando estudei genética a nível de segundo grau, me interessei bastante sobre o tema. Então, por mais que não fosse um assunto ao qual tenha me dedicado em estudos mais profundos, também não se tratava de algo que eu não tinha nenhuma noção.

Na consulta, a médica, sendo bem didática, explicou que a condição da Malu seria muito provavelmente de origem genética e, mais especificamente, proveniente da presença de algum gene específico herdado da genitora ou do genitor (doador) ou da combinação genética de ambos, já que não havia alterações cromossômicas.

Numa comparação bem simplória, o problema não estaria no prédio, estaria em algum apartamento, restava saber qual.

E era necessário termos essa informação não só para sabermos das reais condições e chances da Maria Luísa, mas também para se determinar a probabilidade desse gene também estar presente nos demais embriões que ainda tínhamos.

Porém, conforme nos avisou a médica, somente com material biológico, que deveria ser colhido diretamente da Malu, poderíamos fazer o exame necessário para, talvez, ser possível obtermos essa resposta.

O EXOMA, nome do exame em questão, procuraria, dentre milhões de genes da nossa filha, aquele possível responsável por tudo o que estava acontecendo.

E como eu sonhei em poder "consertar" esse gene. Como eu sonhei!

Mas, algo que a médica deixou claro foi que, mesmo com o exame, poderia não ser identificado gene algum e, portanto, a causa para as mal formações da nossa filha seria simplesmente indeterminada. Uma alteração aleatória sem explicação.

Depois de tantas informações e seguindo com o intuito de não deixar nada abalar a minha fé e a gestação digna prometida à Malu, entrei em contato com um amigo que é médico e mora há anos nos

Estados Unidos para pedir a sua ajuda. Perguntei se existia algum tratamento, ainda que experimental, que pudesse ser aplicado na Maria Luísa.

Esse amigo, muito atencioso, mandou vários e-mails para outros médicos amigos seus explicando o caso e pedindo para que, se pudessem ajudar, entrassem em contato comigo.

Em virtude disso, médicos do Hospital John Hopkins entraram em contato pedindo que eu enviasse todos os exames que tinha da nossa filha, e assim eu fiz.

No entanto, passados alguns dias, eles me responderam dizendo que, infelizmente, não tinha nenhum tratamento eficaz para o caso dela. Somente com o nascimento poderia ser determinado sua evolução e se seria ou não viável que ela vivesse.

Ainda assim, não perdi minha fé.

Procurei, até encontrar, o caso de uma garota que tinha tido problemas bastante semelhantes aos da Malu e havia sobrevivido.

Segundo a reportagem, a mãe dela tinha se submetido a aplicações de uma solução salina no interior do útero por alguns meses antes de seu nascimento, com o fim de suprir a ausência do líquido amniótico, e isso, aparentemente, havia dado certo, pois embora tenha ficado seis meses na UTI após o nascimento, a garota havia sobrevivido.

Passei, então, a procurar saber mais sobre a técnica, bem como onde, no Brasil, ela poderia ser realizada.

Descobri dois locais, um em São Paulo e outro em Curitiba, e então fiz contato com ambos.

Quando estava dando tudo certo, ao menos na minha cabeça, para encontrar essa saída e dar mais chances de vida para a minha filha, no entanto, o médico de Curitiba me ligou basicamente para me "tirar da cabeça" essa tentativa, pois, segundo ele, as chances de infecção eram altíssimas e o resultado esperado para o caso muito improvável.

Eu teria insistido na ideia, teria ido para São Paulo, mas poucos dias depois sonhei algo que me destituiu completamente dessa ideia.

Estava eu sentada à beira de um rio, quando uma pessoa que nunca vi na vida chegou até mim e disse: "Deixe as coisas como estão. Existem coisas que não dependem de você".

Depois desse sonho tão real, tão direto, tão esclarecedor, eu simplesmente parei de procurar por curas ou saídas milagrosas que pudessem ser feitas ainda durante a gestação.

Mas, minha fé, essa ainda estava lá. Firme e forte.

Mesmo com minha intuição, que desde o começo insistia em me avisar, em momento algum eu aceitei deixar de acreditar que eu teria minha filha nos meus braços, que eu a veria nascer, que eu veria seu rosto, seus olhos, que eu a sentiria de alguma forma.

E não me arrependo de ter agido dessa forma, porque sem isso eu não seria capaz de curtir a Malu como ela merecia e enquanto ela estivesse por aqui.

Lembro de um dia em que a Sarah estava triste, provavelmente após uma consulta ou exame, pois nesses dias nossas esperanças eram sempre minadas, em que eu disse para ela não ficar daquele jeito, que ela tinha de ter fé. E ela me respondeu dizendo que, na verdade, eu também não tinha fé, pois, caso contrário, estaria fazendo o enxoval da Malu, preparando o quartinho dela, afinal já estávamos indo para o sétimo mês de gestação.

Quando ela disse isso foi que me toquei que, realmente, se estivesse "tudo certo", seria isso que eu estaria fazendo naquele momento. Então, se realmente existia esperança e a decisão coerente de agir de forma digna, por que eu não estava fazendo?

Então, respondi que não estava fazendo essas coisas, mas que naquele dia mesmo eu começaria a fazer e daí a chamei para irmos numa loja em que eu já namorava os móveis do quarto de nossos futuros filhos, mesmo antes da própria Malu existir.

Minha esposa aceitou o convite, ficou bem mais animada, e então fomos às compras.

Até então eu nunca tinha entrado numa loja de decoração exclusiva para bebês, daquelas que tem tudo, do berço ao papel de parede, do carrinho até o bicho de pelúcia, absolutamente tudo. Sapatinhos, moisés, mamadeira, banheira, roupas, toalhas, tudo, absolutamente tudo.

Tanto a Sarah quanto (principalmente) eu ficamos fascinadas. Por algumas horas, voltamos a ser crianças.

Compramos berço, cômoda, troca fraldas, roupa de cama, brinquedo. Escolhi ali o tema que seria o quarto dela: sistema solar!

Durante todo o período em que ficamos na loja, a Malu mexia no ventre da Sarah. Ela simplesmente amou sentir nossa empolgação, a felicidade que ia de nós para ela com a sua existência, com o fato de que era tudo por ela, para ela, porque ela estava lá.

Foi um dia inesquecível, e mesmo sabendo que minha filha jamais chegou a dormir um dia sequer em seu berço, eu faria tudo novamente, apenas para que ela pudesse sentir toda a felicidade envolvida por estarmos fazendo tudo aquilo com todo amor por ela.

Logo depois desse dia, porém, recebi uma notícia devastadora.

Meu pai havia apresentado uma certa dificuldade na fala, e depois de fazer alguns exames para determinar a causa do problema, os médicos descobriram que estava com um tumor de aproximadamente dois centímetros no cérebro.

Mais uma vez, me vi sem chão.

Mais uma vez, minha fé me sustentou.

Essa notícia veio nas últimas semanas do mês de setembro e, a princípio, os médicos disseram que seria necessário que ele se submetesse a uma cirurgia para a retirada do tumor.

No entanto, novamente tínhamos uma viagem programada para João Pessoa, justo na última semana de setembro, viagem que tínhamos adquirido antes de tudo, tanto antes de sabermos sobre os problemas da Malu quanto do meu pai.

Novamente, o mesmo dilema. Ir ou não ir?

Novamente, a mesma resposta. Vamos, sim. Primeiro, porque devemos isso à Maria Luísa, já que havíamos combinado de dar a ela todas as chances de viver todas as melhores experiências enquanto ela estivesse aqui, e já sabíamos o quanto ela tinha adorado o mar.

Segundo, porque devido à necessidade de fazer outros exames e a agenda dos médicos, a cirurgia do meu pai havia sido agendada para o dia 7 de outubro de 2021. Ou seja, não adiantaria nada não viajarmos. Serviria apenas para que eu ficasse tensa, ansiosa e triste, e tudo isso seria inevitavelmente sentido por minha filha. E também por meu pai.

E isso era tudo que eu não queria que eles sentissem.

Ao final, nossa decisão se mostrou ser sábia, assim como a maioria daquelas que tomamos com o coração.

Nossa viagem foi muito boa em diversos aspectos.

Alugamos um carro, então pudemos conhecer várias praias distantes. As mais lindas e paradisíacas da região que só quem conhece sabe o que estou dizendo.

Mas, o melhor dessa viagem foi poder passar um tempo com os pais da Sarah. Poder sentir, de fato, que éramos uma família e que nela existia consideração e amor, e principalmente, sentir que minha esposa e seu pai estavam se reconectando como pai e filha.

Eles tiveram episódios difíceis ao longo da vida, uns eu presenciei e outros não, mas no fundo eu sempre quis que a relação deles pudesse ser melhor um dia. E nessa viagem, eu vi isso acontecer.

E exatamente aí entra outra arte em que a Malu foi mestra durante sua breve passagem na Terra. A arte de unir as pessoas pelo que realmente importa: o amor.

Amor é uma palavra que liberta, e a Maria Luísa tinha esse conhecimento em seu DNA.

Mais uma vez, e como já sabíamos que seria, ela amou tomar banho de mar. Mexia sempre que a mamãe Sarah pulava uma onda. Aquelas ondas às vezes calmas, às vezes enormes, das mais diversas praias de Jampa.

Outra passagem dessa viagem que a Malu amou foi nossa visita ao Mercado de Artesanato de João Pessoa.

Lá ela ganhou presente da vovó, do vovô e das mamães. E a cada vestidinho de algodão, de casinha de abelha e alpargatas que a gente via e escolhia para ela, era um remelexo dentro da barriga.

Como ela adorava ganhar presente!

Não esqueço jamais o dia do retorno para casa dessa viagem.

No fundo, eu sabia que o que viria seriam dias difíceis e que ali se encerrava minha fuga, meu refúgio, meu breve momento no paraíso.

Meu pai faria uma cirurgia complexa e de alto risco. Eu iria, em meio a isso tudo, completar 40 anos e não fazia a mínima ideia de quanto tempo mais ainda teria com a minha filha.

Depois de cerca de uma semana que havia chegado em casa, me vi levando meu pai para internar e realizar a cirurgia.

Tentei de todas as formas acalmá-lo, manter nele a esperança de que tudo daria certo, o pensamento positivo, mas a verdade é que quando o abracei e lhe dei um beijo, porque a partir dali eu somente o veria depois da cirurgia; sinceramente, eu não sabia se o veria novamente e, se isso acontecesse, com quais sequelas ele estaria.

Não sabemos o quão fortes ou o quão capazes somos de suportar as provações da vida até estarmos em situações que simplesmente não nos dão o direito de escolha. Temos de seguir em pé, pois não temos opção. Tenhamos força ou não.

Depois que ele entrou para o centro cirúrgico, fiquei aproximadamente nove horas sentada na recepção do hospital aguardando notícias.

Nove horas que não passavam.

Nove horas de orações, misturadas com ansiedade, taquicardia, medo e, por fim, vitória da exaustão.

Finalmente, então, vi meu irmão, que é médico e acompanhou toda a operação, surgindo pelo corredor do hospital.

Cabeça baixa, andando lento. Pela cara dele, eu já sabia que as notícias não seriam animadoras. Nisso meu irmão e eu somos praticamente gêmeos, nossa face diz tudo, por mais que nossa boca não diga nada.

Foi quando ele se aproximou de mim, de nossa mãe e nossa irmã e disse:

— A cirurgia terminou. Conseguiram retirar quase todo o tumor, mas chegou um momento em que o pai perdeu a capacidade de falar e teve uma paralisia considerável do lado esquerdo do rosto, o que fez com que os médicos decidissem por parar.

E continuou:

— Porém, o pior de tudo é que, pelas características do tumor, seu aspecto, tudo indica ser maligno e ser do tipo GBM. Um glioblastoma multiforme e, se realmente for isso, nosso pai tem, na melhor das hipóteses, mais uns três meses de vida.

Quando ele terminou de falar, senti meu corpo todo anestesiado. Simplesmente eu não sentia nada, apenas um formigamento generalizado.

Eu já não sabia mais como reagir a tanta dor. Parecia que eu tinha desenvolvido um sistema de sobrevivência que me impedia de agir, de falar, de sentir.

Um escudo para não enlouquecer.

Então, fiquei ali parada, muda, sem esboçar qualquer reação por alguns minutos.

Só disse que precisava ir embora e depois mais tarde voltaria. E fui caminhando lentamente em direção ao meu carro, que estava há uns 500 metros de distância.

Quando entrei no carro e, pensando que estava sozinha, eu desabei.

Chorei compulsivamente e fiquei, como sempre, totalmente sem ar. Até retomar a consciência com meu irmão me sacudindo e gritando para que eu respirasse.

Ele tinha me seguido, e eu nem havia notado.

Por alguns instantes, ele tentou me acalmar. Confesso que não lembro o que ele disse, mas no fim a gente simplesmente ficou ali abraçados, chorando um no ombro do outro, sem falar nada. O que foi realmente comovente, porque acho que havia muitos anos que eu não abraçava meu irmão.

Nosso pai é um homem excepcional.

Um pai raríssimo de se encontrar, um avô mais raro ainda. Nós dois sabíamos que aquele homem jamais merecia passar por aquilo.

O peso que eu trazia de ter de aceitar algo incompreensível para mim dobrou naquele momento.

Me curvei. Quebrei. Fui de rosto ao chão.

Eu não tinha mais forças para suportar, mas eu também não tinha escolha.

No caminho para casa, parei o carro algumas vezes para respirar e poder continuar, e, por todo momento, vinha o questionamento em minha cabeça. Por que tudo isso estava acontecendo? Por que tudo de uma vez?

No dia seguinte, fui ao hospital visitar meu pai. Ele ainda estava na UTI, então a visita tinha de ser rápida e só podia entrar uma pessoa de cada vez.

Primeiro, entrou meu irmão, e ele saiu de lá chorando.

Depois, foi a vez da minha irmã, que também saiu de lá chorando.

Por fim, foi minha vez, e eu saí de lá sorrindo.

Minha mãe ficou me olhando com aquela cara de quem conhece bem a filha que tem e disse, em tom de admiração: "Como você consegue ser assim?".

Realmente, nada do que eu estava passando me dava motivos para sorrir.

Ver meu pai totalmente fragilizado, sem conseguir falar, tendo espasmos que faziam seu rosto contrair mil vezes por minuto, com um corte gigante na cabeça, não era de fato algo para rir.

Mas, é que lá dentro, segurando forte a mão dele e mesmo percebendo que ele estava com medo e confuso, consegui contar uma piada que o fez dar uma bela gargalhada.

Foi uma bobeira, algo relacionado a futebol, nossa paixão em comum. Disse que ele só iria morrer depois que o nosso time, o Vasco da Gama, fosse campeão mundial, ou seja, daqui uns 50 anos (sendo otimista).

O médico, que era flamenguista, também soltou um gargalhada. Meu pai, além de rir, e mesmo com toda a dificuldade, conseguiu soltar um: "Então, estou salvo".

Na verdade, eu saí de lá rindo, porque, de certa forma, eu estava aprendendo a construir a esperança momento a momento. Aprendendo a tomar posse apenas do que efetivamente eu podia, eu tinha em mãos. E ali eu ainda tinha meu pai. E eu aproveitei cada segundo, ainda que ele não estivesse da forma que gostaríamos.

Eu estava passando por coisas que, diferentemente do que estavam vivendo meus irmãos naquele momento, estavam me ensinando a ver, sim, motivos para sorrir, ainda que nos piores cenários, ainda que fossem pequenas as chances.

No dia seguinte a essa visita, ou seja, no nono dia do mês de outubro do ano de 2021, eu recebi o melhor presente de aniversário que poderia querer naquele momento. Meu pai havia sido transferido da UTI para o quarto e eu poderia passar o tempo que quisesse com ele.

Fui ao hospital e passei com ele boa parte do dia em que comemorei meus 40 anos de vida.

Está certo que na maior parte do tempo ele estava dormindo. Está certo que ele não sabia muito bem quem eu era, em razão do inchaço no cérebro e da quantidade de medicação. Mas, o meu presente era ele estar vivo e a esperança que nasceu forte em meu peito de que a biópsia detectaria outro tipo de tumor, que não seria aquele tão agressivo, tão sentença de morte. Não seria.

À noite, voltei para casa. Também queria passar parte do meu dia com meus outros dois amores. A Sarah insistiu para que eu chamasse alguma amiga ou para que fôssemos para algum lugar comemorar, afinal, não é todo dia que se faz 40 anos.

Mas, por mais que eu adore uma festa, adore uma viagem e tenha pensado em passar essa data de outras mil formas diferentes, naquele dia eu só queria tomar uma Chandon sozinha, inteira para mim, comer uma lagosta grelhada na churrasqueira, lagosta trazida diretamente da Paraíba, e ter as melhores companhias do mundo, ou seja, a própria Sarah e a Malu.

Por volta da meia-noite, quando minhas ilustres convidadas já tinham ido repousar, me lembro que começou a chover.

Uma chuva daquelas em que as gotas são grossas, são muitas e fortes. Chuva daquelas que duram a noite inteira.

Fiquei horas sentada em silêncio, apenas observando a água cair. Sentindo seu som, seu cheiro, sua força e a emoção que a água carrega em si.

Enfim, a natureza e eu estávamos em perfeita sintonia.

Passaram-se alguns dias, e então recebemos o resultado da biópsia do meu pai.

Realmente, eu estava certa em acreditar. Não se tratava do tipo de tumor que os médicos pensavam. O que meu pai tinha era um linfoma primário de sistema nervoso central.

Um câncer maligno, extremamente raro e agressivo, mas que tinha um melhor prognóstico, inclusive de uma possível cura.

Ele teria de travar uma luta, uma guerra, é certo, submetendo--se a um tratamento com medição quimioterápica altamente tóxica e em grandes quantidades, o que iria exigir dele uma capacidade sobre-humana de superação. Mas, no fundo, eu sempre soube que ele conseguiria.

E então, em meio a tantas coisas para as quais eu não tinha qualquer controle acontecendo, voltei novamente a focar em minha esposa e minha filha, pois sabia que cada dia que passava, mais próximas estávamos do dia do nascimento da Malu.

E isso era um misto de alegria e desespero, já que a única certeza que tínhamos era de que ela estaria bem enquanto estivesse dentro do útero. Depois disso, eu só podia contar com minha esperança e minha fé.

Fomos, então, em meados de outubro, já estando com vinte e oito semanas de gestação, em outra consulta com a obstetra.

Nessa consulta, depois de feito um novo ultrassom em que o médico sugeria que nossa filha estava com restrição de crescimento, a médica receitou à Sarah as injeções de corticoide para auxiliar na maturação dos pulmões e passou a ser mais clara em como seria o parto em si.

Esclarece-nos que a partir da trigésima segunda semana, o parto, diante das condições da Maria Luísa, já seria indicado, mas que o melhor seria irmos acompanhando por ultrassom, pois quanto mais próximo pudéssemos chegar das quarenta semanas, melhor para ela.

Além disso, a médica disse que a melhor via de parto para ambas, mãe e filha, seria a normal, mas que isso também dependeria de diversos aspectos que somente no dia do nascimento seriam possíveis de se aferir.

E, por fim, ela questionou a Sarah sobre como ela estava se sentindo em relação à proximidade do parto, emocionalmente falando.

Nesse momento, lembro que minha esposa respirou fundo e, então, disse que teria que se preparar melhor, pois como já não imaginava que seria possível o parto normal, algo que ela sempre quis, naquela altura dos acontecimentos ela já havia aceitado que o parto seria uma cesariana.

Além disso, ela confessou ali, diante da médica e de mim, que ela sinceramente não sabia se conseguiria ajudar num parto normal, pois, ciente de que estando em seu ventre a Malu estaria protegida, sua tendência seria a de fazer qualquer coisa para impedi-la de sair.

Quando ouvi ela dizer aquelas palavras, por mais que a situação não fosse novidade para mim, senti um aperto no meu peito, uma dor, um pesar.

Isso não é justo com nenhuma mãe. Como se exigir que uma mãe passe por cima de seu instinto de proteção? É impossível. Eu queria colocar a Sarah em meu colo e poder trazer para mim o ato de parir. Mas, tratava-se de mais uma coisa para a qual eu não tinha poder de mudar e não tinha opção de ser diferente.

Ela era a mãe gestante. A ela caberia, como coube, a incumbência de parir. E ela fez isso de forma sublime.

Então, passei a fazer a única coisa que estava ao meu alcance e que era algo muito importante — passei a conversar mais com a Sarah sobre o parto, sobre sua necessidade, por mais difícil que fosse, de se conscientizar de que ela tinha de deixar a Malu nascer.

Ela tinha de entender que, querendo ou não, ela teria de apoiar nossa filha quando chegasse a hora de ela vir ao mundo e que impedir ou sofrer nesse momento seria ruim para as duas.

Perguntei a ela se poderíamos pedir algum tipo de auxílio, de ajuda. Se ela queria um acompanhamento psicológico ou algo assim.

Foi quando ela disse que gostaria de ser assistida por uma doula no momento do parto.

No início da gestação, havíamos procurado uma excelente doula e contaríamos com ela no parto, mas depois, com as descobertas dos problemas da Malu e a predefinição de que a via de parto seria cesariana, acabamos por desconsiderar por um bom tempo da gestação essa opção.

Porém, diante do retorno da perspectiva da via de parto ser a normal e ainda com a questão que a Sarah sentia, ainda que inconscientemente, de não querer que a Malu nascesse, procuramos novamente nossa queria doula. E essa foi, disparada, a melhor decisão que tomamos.

Já próximo da trigésima semana, fizemos um ecocardiograma na Maria Luísa, exame necessário e solicitado em todo pré-natal.

Nesse exame, a médica, uma especialista em cardiologia fetal, analisou a Malu e, ao dar sua opinião, falou coisas que nos deixou verdadeiramente animadas, bem quando não esperávamos mais esperança vinda de médicos.

Segundo a médica, nossa filha tinha uma comunicação interventricular — CIV —, mas que se tratava de uma abertura muito pequena, a qual não necessitaria de uma intervenção cirúrgica de imediato e que poderia, inclusive, resolver-se sozinha com o tempo e o crescimento.

Essa médica observou detalhadamente a área cardíaca da Maria Luísa e disse que estava dentro dos padrões normais para a idade fetal, um ótimo indicativo de que os pulmões estavam se desenvolvendo em área e volumes normais, a despeito da ausência de líquido.

Em outras palavras, a temida e indesejada hipoplasia pulmonar, condição mais preocupante, que poderia tirar em poucas horas a vida da Malu depois do nascimento, não dava indícios de estar ocorrendo.

Por fim, a médica disse que o que de fato a preocupava era o rim policístico. Isso porque, quando ela nascesse, por não conseguir urinar, alguns sistemas ficariam sobrecarregados, dentre eles o sistema circulatório, e isso poderia lhe causar a morte, mas não em decorrência da hipoplasia pulmonar, e sim por parada cardíaca.

Em razão disso, em seu laudo relativo ao exame por ela realizado, a médica acrescentou em suas observações sugerindo que na sala de parto da Maria Luísa ela fosse assistida com um suporte diferenciado, sendo a ela disponibilizado, além de UTI neonatal e pediatra, também um especialista em cardiologia fetal e um em nefrologia fetal.

Ou seja, pela primeira vez, desde a décima sexta semana de gestação, fomos numa médica que disse que nossa filha tinha, sim, chances; que os problemas existiam, mas que não se tratavam de uma sentença de morte. Porém, foi enfática em dizer que para que ela tivesse chances reais, deveria ter uma assistência totalmente diferenciada e especializada, exclusiva e com profissionais qualificados nas áreas de atuação específicas.

Depois que saímos do exame, eu me sentia como se estivesse voltando a sentir vida em mim. Não sei nem explicar a esperança que me dominou e o poder que ela tem de trazer ânimo.

Fiquei genuinamente feliz, como raras vezes naquele ano.

Até minha intuição, sempre fazendo questão de me alertar e me dizer sobre o que de fato aconteceria, mudou de opinião. Aquiesceu em acreditar que, se fosse tudo feito daquela forma dita pela médica, uma outra possibilidade se abriria. Como num multiverso.

A Sarah, depois de olhar o exame, ler e reler o laudo umas 200 vezes, do nada caiu no mais profundo choro. Chorou alto, chorou forte. Um choro de alegria e gratidão pela esperança que foi plantada em seu peito. Peito de mãe que precisava daquilo para permitir que sua cria viesse a esse mundo.

Eu estava dirigindo na hora e fiquei tão feliz em vê-la daquela forma que nem percebi que acabei furando uns três sinais vermelhos.

De posse desse exame, que trouxe outra luz, outra perspectiva para o nascimento do nosso anjo, fomos até a obstetra para lhe contar as boas novas e também para ver se ela, como nós, daria um pouco mais de esperança para um desfecho melhor. E, de fato, foi o que ocorreu.

Depois de olhar o exame, ver as sugestões dadas pela cardiologista fetal, conversar com ela ao telefone, a médica obstetra nos prometeu que analisaria cuidadosamente a melhor maternidade disponível para que a Malu nascesse, considerando a que tivesse a melhor UTI neonatal e os médicos que ela precisaria disponíveis para seu nascimento.

Saímos da consulta ouvindo que a Malu tinha uns 5% de chance de viver.

Sabe o que são 5% para quem nunca teve chance alguma? Era tudo de que ela precisava. Era tudo de que nós precisávamos.

Minha fé e minha esperança estavam recarregadas. Estavam mais fortes que nunca.

Todas essas ótimas notícias vieram justamente quando estávamos preparando para a Malu o seu chá de bebê.

Porque, como eu já disse, fizemos tudo por ela, independentemente de quanto tempo ela estivesse por aqui.

E o chá de bebê dela foi extremamente lindo e emocionante.

O tema escolhido foi o mesmo do seu quartinho: sistema solar.

Teve saturno e seus anéis. Marte e suas luas, Júpiter, Vênus, Netuno, Terra e, obviamente, o Sol.

Teve foguete, astronauta, bolo, balão, docinhos, decoração, lembrancinhas, salgados, torta de camarão.

Teve família, amigos, crianças. Primos, tios, avô, avós.

Teve a mamãe Fabiana ajudando na decoração e brindando saúde.

Teve a mamãe Sarah cuidando de tudo nos mínimos detalhes, fazendo lembrancinhas com as mãos, sorrindo de alegria e recebendo os mil presentes que a nossa Maluzinha ganhou naquele dia.

E, obviamente, teve a própria Malu mexendo como nunca, feliz por receber tanto amor, divertindo-se a valer, porque sempre amou cada viagem, cada festa, cada presente que ganhou, como uma típica sagitariana que depois saberíamos ser.

Depois da festa, ficamos a Sarah, eu e a Malu no quartinho da bebê, que àquela altura já estava praticamente pronto, se não fosse o fato de que mudaríamos de casa uma semana antes de ela nascer, olhando os presentes que ela havia ganhado.

Era tanta coisa que brinquei que a Maria Luísa era tão sortuda que ainda nem tinha nascido e já tinha ganhado mais presentes que eu em 40 anos de vida.

Era cada roupinha linda, sapatinhos, um maiô que, sério, eu não tinha maturidade para aguentar tanta fofura.

Só conseguia imaginar o quanto tudo aquilo ficaria maravilhoso nela e o quanto eu queria poder receber a bênção de vê-la usando cada um daqueles presentes dados com tanto amor.

Eu não conseguia àquela altura mais imaginar que ela não usufruiria de todo aquele carinho.

Dias depois, na trigésima quarta semana, fizemos um novo ultrassom.

Nesse ficou evidente que a Malu já estava fora de todas as curvas de crescimento, ou seja, a restrição de crescimento dela já era inquestionável.

Isso, somado à falta completa de líquido amniótico, significava que o mundo dela já estava ficando pequeno demais, apertado demais. e não demoraria muito para que tivesse de vir conhecer o outro mundo, aqui fora.

Ao levarmos o exame para a médica obstetra, esse fato se tornou ainda mais claro.

Ela nos informou que o parto seria marcado para o dia 27 de novembro do ano de 2021, num sábado, exatamente quando a gestação completaria trinta e sete semanas.

Na ocasião, ela disse que havia conversado com uma colega pediatra, uma das melhores da cidade, e que havia chefiado por muitos anos a UTI neonatal de uma maternidade conhecida na cidade e que, por isso, ela achava melhor que o parto fosse feito nessa maternidade em questão.

Naquela consulta, ouvindo a médica dar detalhes do parto, do dia, do local, senti um enorme frio na barriga, uma ansiedade tomou conta de mim.

CAPÍTULO IV

OS PLANOS DE DEUS

O momento do nascimento não era mais algo incerto no futuro, não era mais uma expectativa, era um compromisso marcável na agenda. E na agenda de uma semana que parece ter sido programada para que toda a espera de um ano acontecesse em sete dias.

Explico.

Quando fizemos a implantação do embrião que deu origem à Malu e do outro embrião lá em abril, nós havíamos planejado tudo.

A casa que havíamos comprado em agosto de 2020 e que seria entregue no final de abril de 2021 já estaria toda pronta, com armários, jardim e quarto dos gêmeos, para quando chegassem em fins de dezembro.

Porém, não contávamos que ninguém daria a mínima para os nossos planos e que a casa somente seria entregue no final de novembro de 2021, mais precisamente no dia 17 do mês, e que nossa filha, única, nasceria de um parto induzido, o qual não poderia mais ser adiado, marcado para dez dias depois.

Dessa forma, uma semana antes de irmos para a maternidade, a Sarah e eu estávamos montando lustres na casa nova, fazendo mudança, montando e desmontando coisas, enfim, a um passo da insanidade mental.

No entanto, ainda assim, dentro do mais completo caos e ansiedade, priorizamos montar o quarto da Malu.

Colocamos sua luminária de Saturno, montamos berço, guarda-roupas, cômoda e colocamos persiana.

Instalamos a prateleira com sua boneca de pano, seu elefantinho azul, seu porta-retrato com uma foto de suas mamães, que tiramos quando estávamos grávidas de nossa bebê, logo no início da gestação.

Colamos o papel de parede que a mamãe Sarah criou especialmente para a Malu, com todos os planetas, e pintamos as paredes com o seu dourado particular — cor que chegamos pela mistura de três outras.

Tudo feito com o maior carinho e capricho do mundo.

Como disse um dos primos da Maria Luísa, que depois conheceu o quarto, João Guilherme, um garoto de apenas 9 anos: "Ficou o quarto de bebê mais lindo do mundo, parecendo o Sol quando estava nascendo, ou seria se pondo?".

Colocamos as roupas da Maria Luísa para lavar, depois passamos uma por uma, e olha que eu não passo nem minhas próprias roupas há séculos. Já normalizei usar roupas sem passar.

A mamãe Sarah montou vários kits de roupas para as trocas enquanto estivéssemos na maternidade. Primeira, segunda, terceira, quarta e quinta trocas. Ou seja, estávamos prontas para receber nossa filha e confiantes de que a levaríamos para casa.

Para nós, não existia a chance de não trazermos a Maria Luísa conosco.

Então, no final do dia 26 de novembro de 2021, numa sexta-feira, a Sarah estava sendo internada e levada para o quarto cinco da maternidade (maldito lugar, que, até então, eu não fazia ideia de onde estávamos nos metendo).

Como o parto havia sido agendado, ou seja, não havia se iniciado de forma espontânea, mas a via eleita era a normal, o procedimento de indução consistiria em introduzir medicação no canal vaginal da gestante a fim de induzir as contrações.

Porém, um parto induzido pode levar horas e até mesmo dias, tudo a depender da resposta de cada organismo ao medicamento.

No caso da Sarah, a resposta foi bem demorada.

A ideia inicial da médica obstetra era de que, iniciando a indução na sexta-feira à noite, a Malu nasceria no sábado.

Por essa razão, inclusive, a médica pediatra que daria a assistência necessária à nossa filha na UTI, a qual já sabia do caso e foi escolhida com base no que foi dito pela médica cardiologista fetal, estava de plantão no sábado.

Todavia, o sábado se passou, e nada das contrações virem.

Somente na madrugada de domingo as contrações começaram a ficar mais fortes e mais frequentes — foi quando, então, liguei para nossa doula, que se chama Kelly, e pedi sua ajuda.

Sei que por sua experiência ela sabia que aquilo ainda demoraria bastante, mas por ser uma profissional incomparável e um ser humano de um coração gigantesco e uma enorme empatia, poucos minutos depois ela chegou ao quarto.

Acho que só de vê-la no local a Sarah já ficou mais calma, assim como eu, e então caímos no sono. Dormimos até o dia amanhecer.

Depois da visita na manhã de domingo da médica obstetra, e de ela avisar que a dilatação ainda estava muito pequena e o colo do útero bem fechado, foi inserida mais medicação na Sarah, e passamos a tentar lidar com a ansiedade que começou a querer nos dominar.

Para isso, nossa doula passou a fazer todo o possível para nos descontrair e relaxar, e foi muito bem-sucedida nisso.

E a Sarah foi um capítulo à parte para nós, deixou tanto a Kelly quanto eu muito surpresas, de forma positiva, com a tranquilidade com que estava lidando com tudo aquilo que era tão novo para nós, principalmente com a dor.

As contrações começaram a ficar mais intensas e frequentes, e minha esposa ali, controlando a dor com a respiração, com exercícios que a doula a ajudava a fazer, caminhando pelo hospital, agachando, usando a bola de pilates.

Em alguns momentos, ela ia para debaixo do chuveiro, sentava-se na bola e ficava ali, deixando a água cair em suas costas, sempre respirando fundo.

Confesso que fiquei extremamente admirada com a Sarah.

Não é novidade para mim que ela tem um controle mental muito forte, realmente admirável, totalmente fora da curva, mas dor do parto é algo que todas nós, mulheres, tememos desde sempre. Desde criança ouvimos que nada dói mais do que parir e temos, sim, medo de quando chegar a nossa vez.

Ali mesmo na maternidade, dando uma volta pelos corredores para espairecer, ouvi gritos da mais intensa dor vindo dos outros quartos.

Até mesmo eu já tive cólicas menstruais que me fizeram contorcer de dor e, nessa dor, perder completamente o controle ao ponto de gritar, chorar, xingar, praticamente enlouquecer a mim e a quem estava perto.

Ela não. Ela estava ali numa nítida conexão com a Maria Luísa. Conversava com ela, e quando a dor da contração vinha, não se contraía, como é o normal de fazermos, mas sim relaxava, respirava fundo e se entregava àquele profundo fluxo do libertar para deixar ir.

E assim foi durante todo o dia de domingo.

Medindo os batimentos da Malu de meia em meia hora, medindo o colo do útero de tempos em tempos, numa espera pelo momento em que seria a hora de nossa filha nascer.

Por volta das 16h, por sua vez, a Sarah, que estava no chuveiro sentindo cada vez mais as contrações, levantou-se, e pela primeira vez com um semblante de preocupação, pediu que eu medisse os batimentos da Malu, pois ela achava que tinha algo estranho acontecendo.

Respondi que havíamos medido os batimentos há pouco mais de dez minutos e que estava tudo normal, mas ela insistiu e disse que algo de errado estava acontecendo, ela tinha certeza.

E foi dito e feito. Medi os batimentos, e constatamos a taquicardia: 182 batimentos por minuto. Para estar dentro da normalidade, o limite seria 160.

Quando vi aquele número da tela do medidor, eu não acreditei. Disse que chamaria a enfermeira para medir novamente, porque o equipamento não estava muito confiável.

A Sarah, então, disse que tudo bem, mas já pediu para que chamasse também a médica obstetra, porque ela não tinha qualquer dúvida de que os batimentos da Maria Luísa estavam acelerados, ela conseguia sentir.

A enfermeira veio, confirmou a taquicardia, e poucos minutos depois a obstetra também chegou.

Enquanto isso, durante todo o tempo a doula conversava com a Sarah e comigo, acalmando-nos e lembrando da importância de se manter respirando fundo, até para o próprio bem da Malu.

Depois de fazer uma breve análise da situação, a médica disse que teríamos de fazer uma cesariana e teria de ser rápido, caso contrário a Maria Luísa poderia entrar em sofrimento fetal e correria risco de uma morte intrauterina.

Nesse momento, confesso que não consegui mais suportar a pressão.

Comecei a chorar e me vi totalmente envolta em medo.

Medo de perder minha filha. Medo de perder minha esposa. Medo de perder tudo que existia de mais importante para mim, minha família.

A Kelly, então, me abraçou forte e olhou fundo nos meus olhos, dizendo que era para eu ficar tranquila que tudo ficaria bem.

Acho que se não tivesse sido esse momento, eu sequer teria conseguido ir até o centro cirúrgico ver minha filha nascer e ficar ao lado do meu amor.

Menos de uma hora depois, me vi dentro de um centro cirúrgico toda paramentada, com a Sarah deitada e um pano azul que não permitia ver nada além de seu rosto.

Pediram para que eu me sentasse perto dela, e assim eu fiz.

Fiquei o tempo todo acariciando o rosto da minha esposa, e nesse momento nos olhamos com um olhar que dizia uma à outra o quanto nos amávamos e o quanto estávamos ansiosas para finalmente ter nossa filha nos braços, ainda que fosse por um minuto.

Tinha chegado o momento. A nossa Maria Luísa estava nascendo.

Às 17h07 daquele domingo, 28 de novembro do ano de 2021, ouvi a médica dizer: "Gente, que tamanho de bochechas são essas?".

Logo depois surgiu, passada por debaixo do pano azul, a nossa Maria Luísa, a qual foi imediatamente colocada sob os seios da Sarah, a chamada "*Golden hour*" e, logo em seguida, o pediatra me deu uma tesoura e disse para eu cortar o cordão umbilical.

Eu tremia tanto que até hoje não sei como conseguir cortar, mas consegui.

Ali, naquele momento, o tempo parou e tenho absoluta certeza de que por toda a minha vida, volta e meia, vou retornar, entrar e sair daquele instante, daquele lugar.

A Sarah, a Malu junto ao seu peito, eu acariciando minha menina ainda cheia de vérnix. Linda, bochechuda, o maior amor que já senti em toda minha vida.

Durou um minuto, nem isso talvez. Mas, é a memória mais viva que existe em mim.

Não existe nada que possamos sentir nessa existência que se compare ao nascimento de um filho.

Porém, não tive muito tempo para mergulhar na alegria, naquela felicidade que havia me inundado.

Logo a adrenalina veio forte, pois vi a rapidez e a preocupação com que o pediatra e as enfermeiras começaram a agir com a Malu e, consequentemente, eu também voltei toda minha concentração a ela.

Assim que tiraram nossa filha do colo da mamãe Sarah, ela foi colocada numa mesa e começaram os procedimentos para que fosse possível que ela respirasse.

Me lembro de segurar a mãozinha tão pequenininha da minha bebê e dizer:

— Respira, filha! Respira! Respira, por favor!

E ela apertou meu dedo como quem estivesse respondendo que faria o seu melhor.

O médico ficou todo o tempo ambuzando a Malu, e percebi que o tom de pele dela foi mudando, passando de um tom roxo azulado para um tom rosado. Logo depois ouvi ela chorar.

Nesse momento, meu coração disparou, porque todos os médicos com quem nós tínhamos conversado ao longo da gestação nos alertaram que muito provavelmente ela não choraria ao nascer.

Poucos minutos depois a Malu foi levada para a UTI, porém não houve a necessidade de entubá-la ainda na sala de parto, outra previsão dada como certa pelos médicos, o que me deixou ainda mais cheia de esperança.

Depois que levaram nossa filha, fiquei com a Sarah até o término do procedimento, e só saí de perto dela quando também a levaram para uma sala de recuperação da anestesia, onde eu não poderia ficar.

Quando saí daquele centro cirúrgico, ajoelhei e agradeci a Deus, porque já havia passado mais de 30 minutos, e minha filha estava viva, contrariando todas as previsões médicas. E também porque, independentemente do que pudesse acontecer dali em diante, uma coisa que eu tinha pedido muito já tinha sido agraciada, que era ver a minha filha viva.

Agradeci de joelhos, na realidade, porque meu coração estava cheio de esperança.

Minha intuição inicial já não era sequer uma memória para mim.

O pediatra havia dado oito de nota na escala de Apgar, eu tinha plena convicção de que tudo ficaria bem.

Então, fiquei plantada na porta da UTI esperando a hora que eu poderia ver minha Malu e poder ficar ainda mais confiante.

E foi por volta das 7h30 da noite que essa hora chegou.

Antes de vê-la, eu tive de me paramentar, lavar as mãos, colocar máscara, fazer todo um processo exigido pelo protocolo da UTI.

Fiz tudo isso sentindo meu coração bater na garganta. Como eu estava ansiosa para poder sentir novamente minha filha!

Depois de ouvir todas as instruções do que poderia ou não fazer, finalmente me vi diante da minha pequena, do maior de todos os amores que já senti na vida, o mais puro, incondicional e verdadeiro.

E ali, diante dela, que estava toda inquieta, mexendo os braços e as pernas, com alguns pequenos espasmos no rostinho, coloquei as mãos por dentro da incubadora, toquei sua cabecinha e seu queixinho, e disse:

— Oi, meu amor. A sua mamãe Fabi está aqui.

E em seguida, comecei a cantar para ela uma música que inventei ali na hora, como costumava fazer quando ela ainda estava na barriga, durante a gravidez.

Era algo que dizia mais ou menos assim: "Que bom poder te ver. Deus trouxe você aqui. Estou feliz por saber que você é forte e vai vencer. Suas mamães já te amam, vamos juntas nos divertir, tudo isso vai passar, a graça de Deus vai chegar e você já, já vai sentir".

Ela, então, foi ficando cada vez mais calma, até ficar completamente quietinha e sem qualquer espasmo no rosto.

Foi quando, então, ela abriu os olhinhos e olhou diretamente dentro dos meus.

Durou segundos, talvez fração de segundo, mas em qualquer momento ou lugar, se algum dia eu cruzar com aquele olhar novamente, e eu sei que vou, saberei que estarei diante da minha filha, da minha Malu.

Eu vi a alma dela, e como ela tem uma alma linda! E posso garantir que ela também viu a minha.

A conexão que foi criada naquele momento entre nós duas não se acaba jamais. Durará por toda a eternidade.

Enquanto eu estava ali, acariciando minha bebezinha e vendo o quanto ela era simplesmente um xérox da mamãe Sarah, chegou até mim a médica responsável pela UTI, a qual informou que a condição da Malu era grave, mas que seria feito todo o possível para que ela conseguisse resistir e sobreviver.

Afirmou ainda que todos os problemas que tinham sido diagnosticados nos ultrassons obstétricos feitos nela realmente se confirmaram e que, além disso, havia sido observado uma má-formação no esfíncter da Malu, suas pernas estavam tortas e ela não tinha o polegar da mão esquerda.

Mas, de qualquer forma, até aquele momento os batimentos cardíacos estavam estáveis e, por fim, me pediu que levasse fraldas e pomada contra assaduras.

Saí da UTI com uma folha de instruções sobre as regras de visitação, sobre os horários em que a Sarah poderia ir até lá para coletar o leite e ficar com a Malu e incumbida de levar as fraldas e a pomada.

Só Deus sabe o quanto eu pedi para que Ele me permitisse poder trocar as fraldas da Malu.

Ou seja, saí da UTI com a esperança dominando minha mente, invadindo cada célula do meu corpo. Saí feliz, genuinamente feliz.

Fui ao quarto, para onde a Sarah já havia sido levada, e a enchi com a minha esperança. Vi-a sorrir e se alegrar como nunca antes.

Logo depois fui a pé na farmácia próxima à maternidade comprar os produtos que deveria levar para o hospital e escolhi ir a pé para poder respirar o ar puro, sentir a paz e a alegria circulando nas minhas veias, ao mesmo tempo que olhava para o céu cheio de estrelas e dizia repetidas vezes durante o percurso: "Obrigada, Deus. Muito obrigada".

Retornei ao hospital, entreguei as fraldas e a pomada na recepção da UTI e fui para o quarto dormir um pouco, já ansiosa para que chegasse logo oito horas da manhã do dia seguinte, quando eu poderia ver a Malu novamente.

Cheguei ao quarto, e a Sarah ainda não estava completamente recuperada da anestesia, portanto só poderia se levantar para tomar um banho por volta das três horas da madrugada.

Assim sendo, eu a convenci a também tentar dormir um pouco, pois estava tudo bem com nossa filha, ela não havia desenvolvido a tão temida hipoplasia pulmonar, estava viva e conseguiria sobreviver.

E assim nós fizemos, ou ao menos tentamos fazer.

Eu até consegui dormir um pouco, mas tive um pesadelo horrível em que a Malu chorava muito, parecendo que estava sentindo muitas dores.

A Sarah sequer dormiu.

Me contou depois que ficou o tempo todo acordada, pois sabia que a qualquer momento receberia a notícia do pior.

E assim aconteceu.

No momento mais angustiante do meu pesadelo, acordei com o som do telefone do quarto tocando. Olhei no relógio, era aproximadamente 1:00 da manhã.

Ao atender, me informaram que era da UTI e me pediram para ir pessoalmente ao local.

Nesse momento, eu já sabia. Minha filha estava morta.

Só que precisei tirar forças de nem sei onde para andar cerca de 50 metros, descer dois lances de escada, me sentar numa sala vazia, numa poltrona fria e esperar uma médica por intermináveis dez minutos.

Quando ela chegou e começou a falar, recebi a notícia que me transformou, me destruiu, rasgou a minha alma, mas contra a qual eu não podia fazer absolutamente nada, nem para mudar nem para evitar.

Em meio a sua fala, a médica informou que a Malu não tinha desenvolvido a área pulmonar, o que havia sido detectado por meio de raio-X, bem como que, devido a isso, ela teria tido hipoplasia pulmonar e desenvolvido para o óbito.

Disse que em momento algum conseguiram auferir a saturação dela, e que o fato de ela ter sobrevivo oito horas era algo sem explicação.

Depois de ouvir a médica dizer as coisas que eu sequer conseguia assimilar naquele momento, tais como o fato de que a Maria Luísa tinha muitas más formações e que, se sobrevivesse, seria uma vida muito limitada, que Deus sabia o que era melhor, coisas desse tipo, eu somente conseguia mergulhar no mais profundo silêncio que havia em mim e pensar que ali, naquele momento, de fato tudo havia acabado, minha intuição não era nem nunca foi paranoia e não havia mais qualquer meio ou espaço para esperança ou fé.

Voltei desse mergulho interior com a médica me perguntando se eu queria dar a notícia sozinha para a Sarah ou se gostaria que ela me acompanhasse.

Pedi ajuda. Simplesmente eu não teria condição alguma de falar para minha esposa que ela nunca mais veria a filha viva.

Subimos, então, ao quarto. A médica, uma enfermeira da UTI e eu.

Ao nos ver entrando no local, a própria Sarah já me perguntou:

— Ela não resistiu, né?

Eu respondi que não e disse:

— A nossa filhinha morreu.

Mais uma vez, a médica tentou dizer de forma técnica algo que não existe explicação capaz de fazer qualquer mãe entender a morte de seu filho.

A dor de perder uma filha que foi tão desejada, esperada não por apenas trinta e sete semanas, mas por uma vida inteira, não se explica, não há nada que seja dito ou que possa ser falado que sirva para confortar que seja. Não é possível existir conforto nessa hora.

A Sarah e eu nos abraçamos ali por sabe-se lá quanto tempo, e choramos uma no ombro da outra toda a nossa infinita e indescritível dor.

Apenas nós duas éramos, naquele momento, capazes de entender uma à outra. Tratava-se de uma embarcação que tinha apenas duas tripulantes com conhecimento do que era necessário fazer para que aquele barco não afundasse de vez.

Depois de um tempo, chegaram ao quarto duas enfermeiras, que ajudariam a Sarah a tomar um banho rápido e depois nos levariam até a UTI para que pudéssemos passar algum tempo a sós com a nossa filha.

E assim fizemos.

Lembro que minha esposa, com o maior carinho do mundo, pegou um dos kits de roupas que havia levado para as trocas da Malu, e, então, fomos até a UTI.

Quando lá chegamos, nossa bebê ainda estava com o corpo um pouco quente. Trocamos a fralda dela, pois ela havia feito cocô, juntas vestimos nela a roupinha e a enrolamos na manta.

Cada mamãe ficou com ela em seu colo pelo tempo que quis.

Foi ali que pude, pela primeira e única vez e com minha filha já sem vida, pegá-la nos meus braços e abraçá-la e beijá-la.

Da mesma forma, a Sarah.

E, por mais que eu desejasse com todas as minhas forças que não fosse apenas uma vez, eu agradeci verdadeiramente do fundo do meu coração, tanto a Deus quanto à Maria Luísa, por sua bravura, porque durante meses eu pedi que eu pudesse trocar suas fraldas, vestir suas roupinhas e, como disse, ainda que uma única vez isso foi possível.

Depois desse ritual de despedida, eu perdi completamente o resto de força que ainda tinha.

A única coisa que consegui fazer foi me deitar junto à Sarah na cama do hospital, e juntas, abraçadas, caí no mais profundo sono.

Quando acordei, na manhã daquela segunda-feira, 29 de novembro de 2021, foi com os pais da Sarah, meus sogros, entrando no quarto.

Por mais que me explicassem os trâmites que eu deveria adotar para providenciar o velório da Malu, nada entrava na minha cabeça. Era como se eu tivesse tido um bloqueio de cognição.

Meu sogro teve a sensibilidade de perceber isso e, mesmo também estando muito abalado por ter perdido a neta, me chamou num canto e disse:

— Fabi, pode deixar tudo comigo. Só preciso que você vá comigo ao cartório registrar a Malu. Depois, pode deixar que vou resolver todo o necessário.

Só posso dizer que minha gratidão por ele será eterna, pois não existiu na minha vida, até hoje, ocasião alguma em que eu tenha precisado mais de ajuda como aquela.

E, a partir daí, começou um capítulo à parte nesta história. Pois, como se não bastasse a dor que estávamos sentindo, a maternidade resolveu passar a agir da forma mais tosca, desumana e homofóbica possível. Mas, disso eu só teria plena consciência dias depois.

Para registrar a Maria Luísa era necessário que a maternidade emitisse um documento denominado DNV — Declaração de Nascido Vivo.

Como a Malu tinha sido concebida por meio de tratamento de fertilização, mais precisamente fertilização *in vitro*, e havia sido implantado dois embriões, um proveniente de óvulo meu e outro de óvulo da Sarah, era impossível, naquele momento, se determinar quem era a mãe dela, biologicamente falando.

Mas mesmo estando eu de posse de um documento da clínica de fertilização explicando o procedimento e deixando claro que tanto eu quanto a Sarah éramos mães do bebê resultante do tratamento, ainda assim a funcionária da maternidade se recusou veementemente a colocar meu nome na DNV sob a alegação de que constaria no documento, pela política do hospital, o nome da mãe biológica que, para ela, era a Sarah.

Expliquei a ela que nem a Sarah nem eu sabíamos quem era a mãe biológica e questionei se aquilo poderia impedir que meu nome constasse na certidão de nascimento da minha filha, então ela, de forma ríspida, retrucou:

— Vou ser mais clara com você: mãe para nós é a que pare.

Eu confesso que fiquei em choque, completamente sem reação.

Se eu fosse, naquele momento, quem eu costumo ser, eu teria brigado, discutido, lutado pelos meus direitos com unhas e dentes. Teria chamado a polícia, a imprensa, feito o que fosse preciso, mas não aceitaria ser tratada com tamanha injustiça e desrespeito.

Só que eu, ali, naquele momento, era apenas uma pessoa despedaçada, sem forças, sem vontade, sem sentido e sem rumo.

Apenas olhei para o lado e vi dois bebês recém-nascidos, pois toda essa conversa se deu dentro do berçário, e então pensei apenas que tudo bem, eu só queria e precisava sair o mais rápido possível dali.

Quando voltei ao quarto e a Sarah viu a DNV sem meu nome, ela entrou em pânico. Repetiu mil vezes que daquela forma o cartório não registraria a Malu me incluindo também como mãe dela.

Apenas a acalmei e disse que ela poderia ficar tranquila, porque meu nome constaria, sim, na Certidão de Nascimento de nossa filha, eu garantia e prometia isso.

E exatamente dessa maneira ocorreu.

Fui ao cartório em que tínhamos nos casado, apresentei a DNV e o documento da clínica de fertilização e expliquei para o rapaz que efetuou o registro tudo que havia acontecido, inclusive sobre meu luto.

Ele, visivelmente tocado com minha dor e sendo totalmente empático, fez o registro de nascimento da nossa amada Malu, e lá consta: filha de Sarah e Fabiana.

Ao ler aquele documento e ficar olhando para ele por alguns minutos, tive um pouco de alegria naquele oceano de dor.

Por alguns instantes, senti a plenitude de saber que tinha uma filha, estivesse ela neste plano ou não, eu jamais deixaria de ser mãe.

Depois disso, retornei ao hospital. Me deitei novamente abraçada à Sarah e dormimos juntas até o início da noite.

Por vez ou outra, entrava alguém no quarto, a mãe da Sarah, minha mãe, uma enfermeira, mas nos mantínhamos ali inertes, abraçadas, unidas num só corpo, num só sofrer e descansar. Essa foi a forma que nos foi possível suportar.

E assim passamos nossa última noite na maternidade.

Foram quatro noites ali. Ao entrar, cheia de esperança, ao sair, vazia como se nada mais no Universo fosse capaz de me trazer de volta qualquer relance de felicidade.

Na manhã seguinte, a médica obstetra chegou logo cedo. Era grande o pesar dela também, tenho certeza de que por ela o desfecho teria sido totalmente diferente.

Foi dada a alta médica para a Sarah e um remédio para secar o leite.

Como doeu em nós termos de tomar uma medicação para secar o leite, enquanto nos nossos sonhos, nos nossos planos, o que queríamos era que eu também pudesse vir a amamentar nossa filha.

Recolhemos sem nenhuma pressa todos os nossos pertences e os da Malu. Todas aquelas roupinhas, a cadeirinha que tínhamos colocado no carro, enfim, todos os nossos sonhos de sair de lá com nossa filha nos braços.

Foi doloroso tudo aquilo, mas não tínhamos pressa, porque naquele mesmo dia, uma terça-feira, 30 de novembro de 2021, às 14h, seria o velório da nossa menina, e tudo que eu queria era que esse momento jamais chegasse. Que tudo não passasse de uma mentira ou um pesadelo do qual eu estava prestes a acordar.

Mas, o luto é mesmo um processo, é cheio de fases, e devemos nos comprometer com nossa dor, assim como nos comprometemos com nossa felicidade, nossas alegrias, e aceitar que temos de encarar de frente etapa por etapa.

Dessa maneira, combinei com a Sarah que ela escolheria o vestido que a Malu usaria no velório e eu escolheria o sapato, e que às 14h em ponto estaríamos na sala onde seu corpinho seria velado, e somente sairíamos após seu enterro, mais uma vez mantendo a dignidade prometida à Malu, até o final.

Quando chegamos na sala em que se daria o velório, o corpo da nossa filha tinha acabado de chegar.

Era um caixão tão pequenino, todo branco, e ela linda, completamente linda.

Como eu já disse, a Malu era a cópia fiel da mamãe Sarah.

Ali, deitada, parecia um anjo da casa de Deus. Seu rostinho sereno, seu narizinho que parecia ter sido feito por Michelangelo. Vestida num vestidinho vermelho e calçada com seu par de All Star vermelho.

Simplesmente perfeita a nossa princesa.

Toquei seu queixinho e a sua cabeça, assim como havia feito quando ela estava na incubadora, e da mesma forma comecei a cantar para ela.

A diferença é que dessa vez ela não mais podia me olhar nos olhos.

Nesse momento, então, me dei realmente conta de que as próximas horas eram as últimas que eu teria com a minha filha fisicamente presente. Sua alma não estava mais ali, eu sabia, mas logo o seu corpo também não estaria.

O velório dela foi muito tocante, todas as pessoas que realmente importavam para nós, a Sarah e eu, estavam presentes. Infelizmente, apenas meu pai não pôde ir, pois estava fazendo o tratamento contra sua doença.

O vovô, pai da mamãe Sarah, fez um lindo discurso, minha mãe, vovó da Malu, escreveu uma carta emocionante para a netinha, mas outra verdade sobre o luto é que ele é uma dor solitária.

Esteja uma ou um milhão de pessoas presentes, quando alguém que se ama parte, principalmente um filho, a dor, aguda e silenciosa, é somente sua. Contra ela não há fala, abraço, beijo ou carinho que dê jeito. Ameniza, por certo. Mas, jamais cura.

Por volta das 17h partimos para o enterro.

Observei o fechar do caixão, e no meu íntimo senti que, de alguma forma, eu não sei explicar, aquilo era um até breve, e não um adeus.

Enquanto caminhávamos em direção ao túmulo, começou a cair uma chuva fina, e o silêncio era total.

Depois de olhar aquela terra sendo jogada, pouco a pouco, sobre o buraco aberto no chão, falei baixinho para a Sarah que já podíamos ir, a Malu não estava mais ali.

Ela concordou, e fomos nós duas vagarosamente nos retirando do local, sentindo a chuva lavar nosso corpo e nossa alma.

Logo depois, viemos para nossa casa. Deitamos em nossa cama, e o ato de desligar a luz e ficarmos no mais completo silêncio foi muito simbólico, pois representou muito bem aquilo pelo que ainda passaríamos dali em diante — o puerpério.

Por mais que pareça insano, e alguns dizem ser impossível ou algo que criei na minha cabeça, mesmo eu sendo a mãe não gestante, o puerpério também me atingiu como uma avalanche.

Não acredita?

Pois, então, o que explica, nos dias que se passaram, eu ter tido uma queda vertiginosa de hormônio, o que jamais aconteceu comigo, que sempre tive uma menstruação totalmente regular? O que explica a minha queda súbita de cabelo, ter ficado com uma pele horrível, sentido uma tristeza sem fim e uma solidão interminável, mesmo não estando sozinha? E, principalmente, uma falta, um vazio, pelo fim da gravidez.

Isso mesmo. Porque eu sentia, e sinto, falta da Malu, de ter ela por perto aqui comigo, de poder cuidar, ver crescer, mas a falta que veio logo após o nascimento dela foi a falta da gravidez. De sentir um bebê mexendo na barriga, de vê-la no ultrassom, ou seja, de estar grávida, mesmo sabendo que nunca estive.

Uma loucura completa. Algo muito, mas muito mesmo, difícil de explicar.

Até porque a sensação é de uma extrema solidão e de que nada nem ninguém seria capaz de entender ou de ajudar.

E foram nós duas assim, a Sarah e eu. Um puerpério em dobro.

Diante dessa situação, fiz a única coisa que, num relance de lucidez, achei que poderia ao menos melhorar as coisas. Pedi ajuda ao meu psiquiatra.

Isso foi uma ótima decisão, pois ele já me atendia há anos, já sabia sobre os riscos que a Malu corria e, por ser um excelente médico e um ser humano incrível, ajudou tanto a mim quanto a minha esposa. E, sem essa ajuda, medicamentosa inclusive, sinceramente não sei como teria sido, mas sei que teria sido infinitas vezes mais duro e difícil.

Dizem que viver é para os fortes. Eu já acho que viver é para aqueles que sabem ajudar e pedir ajuda, é para os que cooperam e se entendem enquanto seres humanos que somos. Para aquele que se adapta, procura caminhos, apoios, saídas, socorro e ajuda. Para quem vai ainda que sem força, ainda que com medo, ainda que sem qualquer vontade de ir, mas sabendo que em algum ponto, em algum momento vai contar com alguma providência, seja a diretamente Divina, seja por meio de instrumentos, pessoas ou outros meios. Ou seja, a vida é para quem não desiste dela, ainda que no pior cenário.

No mês de dezembro, isto é, no primeiro mês após o nascimento e a morte daquela que até então era minha única filha, viriam as festas de fim de ano e o aniversário da Sarah.

Minha vontade, sinceramente, e diariamente durante aquele período, era de apenas me deitar e dormir. Dia e noite, noite e dia.

Mas, eu não podia fazer isso. Não podia pela Maria Luísa, porque ela não havia lutado bravamente para chegar até o fim da gestação, nascer linda como nasceu, viver oito horas e me olhar da forma que me olhou dentro dos olhos, para depois ser o motivo de eu não querer mais viver.

Não podia fazer isso pela Sarah, que estava se recuperando de uma cesariana, precisava na minha ajuda, também tinha perdido uma filha e ainda estava no puerpério, completamente vulnerável física e mentalmente.

Não podia fazer isso por mim. Porque creio que também faz parte do luto exatamente lutar para que a vida continue, ainda que num novo ciclo, a despeito da dor, da saudade e do vazio.

Assim sendo, conversei com a Sarah e combinamos de fazer uma pré-festa de Natal em nossa casa, já que seria muito complicado conseguirmos juntar todos os nossos sobrinhos na noite oficial de Natal. Depois faríamos um dia de piscina e almoço para comemorarmos o aniversário dela e, por fim, passaríamos as festividades de Natal com a família dela numa chácara.

Compramos presentes para todos os nossos sobrinhos, que são oito, e seis deles puderam vir na pré-festa de Natal.

Fizemos uma grande comemoração e uma festa na hora de entregar os presentes, o que deixou as crianças em êxtase, totalmente eufóricas. O que foi gratificante, porque, embora fossem crianças, a maioria delas ficou muito triste com a perda da tão esperada prima.

Eles adoraram a ideia de um Natal antes do Natal, em que puderam se encontrar todos e brincar, e eu também achei muito bom. Mas, confesso que me peguei várias vezes durante a noite pensando que estava faltando uma criança muito importante ali.

No dia seguinte, já aniversário da Sarah, 23 de dezembro, fiz algo que não indico para ninguém que não esteja emocionalmente bem, que foi beber além da conta para tentar uma fuga, um escapismo da tristeza.

Mas, acho que de certa forma fiz isso porque, como já disse, tenho uma enorme dificuldade em expressar o que sinto, em deixar sair minhas emoções e, estando sob efeito de álcool, ainda que seja uma total ilusão, por vezes consigo deixar o sentimento ir com mais facilidade e menos barreiras racionais.

Por isso mesmo, nesse dia, depois de falar um monte de besteiras, que juro não me lembrar, e agir como uma criança rebelde quando fica frustrada, em um determinado momento e com a ajuda de um amigo muito querido, que amo muito mesmo, simplesmente comecei a chorar e a colocar para fora tudo que eu estava sentindo. Gritei a plenos pulmões que eu queria minha filhinha de volta, de uma forma que até então nem mesmo no velório eu havia feito.

No dia do sepultamento da Malu, eu chorei, claro. Porém, foi de uma forma contida, com discrição, preocupada com a Sarah, em protegê-la, ela estava tão frágil, mal conseguia andar devido à cirurgia. E tinha as outras pessoas que também estavam sofrendo. Os avôs, tios, tias, primas, enfim, na minha cabeça eu tinha de ser forte.

Mas, nesse dia eu chorei tudo que queria e ainda não tinha conseguido ou me permitido. E gritava a plenos pulmões, olhando para o céu, numa súplica direta a Deus, pedindo que Ele devolvesse a minha filha.

Esse amigo apenas segurava meu ombro e, sem qualquer julgamento, dizia para que eu chorasse. Falava "Pode chorar, Fabi. Pode chorar. Coloque toda sua dor para fora, eu estou aqui com você".

No final desse dia, acabamos, a Sarah, esse amigo e uma amiga também muito querida e eu, no quarto da Malu, lugar em que eu tinha entrado pouquíssimas vezes, inferindo coisas sobre os planetas, o sistema solar, a existência ou não de vida extraterrena e como ela seria, da vida em outras dimensões após a morte. Enfim, estando eu com o peito muito mais leve e a certeza de que minha menina nunca sairia de dentro dele.

Só que nem a Sarah e nem eu podíamos nos dar ao luxo de apenas viver nossa dor e nosso luto, e esquecer de tudo, apenas dando continuidade à vida após a perda da Malu.

Nós tínhamos outros embriões e, junto de nossa caminhada de resgate da vida e dos sonhos, fazia parte querermos tentar sermos mães de outras crianças.

Mas, para isso, conforme já mencionei, precisaríamos saber o que de fato a Malu teve, inclusive por esse motivo estávamos nos consultando com uma médica especialista em genética.

Porém, para fazer o exame que identificaria o possível gene ou genes causadores da síndrome ou das síndromes que ela teve, tal médica pediu que levássemos o prontuário médico da Maria Luísa.

Isso porque, conforme já explicado, um ser humano possui milhões de genes. e para se determinar qual deles teria uma possível alteração, seria necessário lançar num banco de dados todas as alterações encontradas na Malu, seja as já detectadas previamente nos ultrassons realizados durante a gestação, seja nos exames — de imagens, laboratório e clínico — feitos diretamente nela quando no nascimento.

Como a Sarah estava ainda se recuperando, portanto passando por um pós-operatório, e na certidão de nascimento da Maria Luísa eu também constava como sua mãe, liguei na maternidade apenas para solicitar informações sobre como deveria proceder para pegar tal prontuário, e fiz isso no dia 9 de dezembro de 2021, ou seja, nove dias após sepultar minha bebê.

Inicialmente, a funcionária que me atendeu disse que para pegar o documento eu deveria levar uma declaração pública com o respectivo pedido, e então, eles me entregariam o documento.

No dia 16 de dezembro do ano de 2021, assim que foi mentalmente possível para mim, fui até o cartório, e quando pedi para fazer a declaração pública e expliquei o motivo, o funcionário afirmou que aquela exigência era abusiva e um absurdo, pois bastaria um pedido particular, formulado de próprio punho, para que o hospital, como era de seu dever, me fornecesse o prontuário médico da minha filha. Até mesmo porque uma declaração pública, além de desnecessária pela própria previsão legal, custava caro, algo em torno de 500 reais.

Diante disso, fiz o pedido de próprio punho e apenas reconheci a firma, o que, segundo o funcionário do cartório, já estaria de ótimo tamanho, e então levei a solicitação até à maternidade.

Lá chegando, a funcionária pegou o documento, leu, levou para outro funcionário ler e confirmar e depois disse que, como meu nome constava na certidão como mãe, então ela aceitaria o pedido daquela forma, mas que levaria 15 dias úteis para liberar a cópia do prontuário da minha filha.

Na hora, eu entrei em desespero, porque tínhamos apenas duas amostras de material genético da Malu para realização do exame – EXOMA.

A primeira era um Swab (tipo um cotonete grande) com material colhido da mucosa da boca dela.

O segundo era o sangue retirado do cordão umbilical.

O primeiro material venceria em 20 dias após ser colhido, ou seja, somente teria validade para realização do exame até o dia 22 de dezembro.

O segundo, nós não tínhamos ainda certeza se seria possível extrair dele o DNA da Malu.

Diante disso, comecei a chorar compulsivamente, e então liguei para a médica geneticista, que me acalmou dizendo que daria tudo certo pela amostra do sangue, que tínhamos de confiar nisso. Mas, confesso que eu tremia inteira, pois fiquei com muito medo de acabar não conseguindo realizar o exame por pura questão burocrática de um hospital que estava simplesmente colocando todas as formas de dificuldade para liberar um documento ao qual tanto eu quanto minha esposa tínhamos total direito ao acesso com a urgência que o caso requeria.

Poucos dias depois, por sua vez, a médica me ligou dizendo que havia dado certo, que o pessoal do laboratório para onde a amostra de sangue havia sido levada tinha confirmado a extração do DNA e que, portanto, era melhor nós descansarmos, vivermos nosso luto e ficarmos em paz, pois teríamos ao menos um ano para a realização do exame.

Por essa razão, conseguimos ter o final de ano como tivemos e deixamos de lado, ao menos até estarmos um pouco mais fortes, essas questões de documentos, hospital e burocracias.

Veio, então, o novo ano. Com ele e o passar dos dias, do tempo, bem como o efeito dos remédios agindo, aos poucos foram voltando os sonhos, as vontades de fazer uma coisa aqui, outra ali, novos desejos, enfim, a vida.

Estávamos na nossa casa nova, então nos entretemos fazendo o nosso jardim, mudando um móvel de lugar, planejando e fazendo os armários, cuidando dos nossos filhos de quatro patas e, principalmente, uma da outra, até que no último dia do mês de janeiro de 2022 resolvi chamar a Sarah para almoçarmos num shopping que fica ao lado da maternidade e poderíamos aproveitar para passar lá e já pegar o prontuário, uma vez que, dos 15 dias solicitados, já haviam se passado 45.

E, na mais completa inocência, fomos até a maternidade.

Só que na porta do hospital, minha intuição, ela mesma, a qual eu jamais deixarei novamente de dar ouvidos, me cochichou ao pé do ouvido dizendo para que antes de entrar eu ligasse o gravador do meu celular. E assim eu fiz.

Uma vez dentro da maternidade, a mesma funcionária que havia recebido o meu pedido ainda em dezembro, segurando em uma das mãos o original do prontuário médico da Maria Luísa e na outra mão o documento que era meu pedido de solicitação do documento, disse o seguinte:

— Estou com o prontuário da filha de vocês aqui, Sr.ª Sarah, mas para tirar cópia e te entregar, preciso que a senhora faça o pedido em seu nome. Pode ser um pedido exatamente igual ao feito pela Sr.ª Fabiana, e não precisa ir em cartório, mas tem que ser em seu nome.

Para Sarah e para mim, a partir dali, não havia mais qualquer dúvida. A maternidade, por ordem de seu médico responsável, estava deliberadamente agindo de forma homofóbica, não havia mais como negar e nem fechar os olhos para suas seguidas atitudes criminosas.

Mesmo com meu nome constando como mãe da Maria Luísa em seu documento de registro civil, o hospital, com a ciência do dono e conivência de seus funcionários, preferiu agir da forma mais desumana, desrespeitosa e criminosa possível.

E de nada adiantou meu inconformismo, minha exaltação, o fato de eles terem me agredido da forma mais vil, na minha alma — enquanto a Sarah não fez o pedido em nome dela, eles não entregaram o prontuário da Malu.

Porém, algo que já estava péssimo e que, na minha visão, não teria como piorar, eles conseguiram deixar ainda mais difícil à medida que eu ia lendo o prontuário da minha filha.

Primeira constatação: a Malu não faleceu por hipoplasia pulmonar, conforme dito pela médica ao nos comunicar seu óbito, mas sim por parada cardíaca.

Segunda constatação: a saturação da nossa filha foi aferida em 83%, diferentemente do que a mesma médica também havia dito, de que em nenhum momento haviam conseguido determinar a saturação dela.

Terceira constatação: no raio-X realizado na Maria Luísa, no laudo do exame, o médico afirmou que ela tinha duas áreas pulmonares diminuídas e uma área cardíaca aparentemente aumentada, mas em momento algum do laudo foi mencionada ausência de área pulmonar ou hipoplasia pulmonar ou ainda pneumotórax, tudo que a médica também tinha afirmado categoricamente ter sido constatado no mencionado exame.

Quarta constatação: em nenhum momento, nas oito horas que minha filha esteve na UTI, foi administrada a ela qualquer medicação. Nem para dor (sedativo) nem para a hiperglicemia (insulina) e nem para reanimá-la da parada cardíaca (adrenalina).

Quanto mais eu lia aquele prontuário, mais eu ouvia a voz da médica cardiologista fetal que realizou a ecografia na Malu dizendo que o que mais a preocupava não eram os pulmões, e sim a sobrecarga que o mau funcionamento do rim traria ao coração e que, justamente por isso, a Malu precisava ser acompanhada por um serviço que a disponibilizasse um nefrologista pediátrico e um cardiologista pediátrico, ambos com muita experiência.

E ali, naquele lugar homofóbico, que não sei por que razão fez constar por escrito no prontuário da nossa filha "casal homoafetivo", como se para as questões de saúde dela isso tivesse alguma relevância, que me tratavam como se eu nem sequer fosse gente, não tivesse dor, não tivesse perdido minha bebê, eu tive cada vez mais certeza de que ela não teve nada disso, nada do que precisava.

Pela própria conversa da médica, que comunicou o óbito alegando de que "tinha sido melhor assim", de que a Malu sofreria demais e nós também, não tive mais qualquer dúvida de que minha menina não teve todo o atendimento que podia e merecia ter tido, não foi feito por ela tudo o que estava ao alcance da medicina, como era o desejo das suas mães.

Cada vez mais com a certeza de que aqueles médicos tinham brincado de ser Deus e deixado minha filha à própria sorte, comecei a passar muito mal. Tive uma crise de pânico que há anos eu não tinha.

A Sarah, então, me tirou daquele lugar e me levou imediatamente ao psiquiatra, o qual me medicou e conseguiu me acalmar. Depois disso, me lembro apenas de cair no mais profundo sono.

Quando acordei, eu estava mais calma, consegui colocar a cabeça no lugar, inclusive para concluir que estava no próprio prontuário a razão para eles fazerem de tudo para que eu não conseguisse ter acesso ao documento.

E a dor, a ferida, que não estava fechada, mas aos poucos vinha cicatrizando, abriu-se novamente e da forma mais violenta possível. Pois agora, além de lidar com o fato de que eu havia perdido minha filha, ficaria a eterna dúvida, o eterno "e se" eu tivesse feito algo diferente, se tivesse a levado para nascer em outro hospital, será que ela poderia estar viva?

Sinceramente, por tudo que acredito e sinto espiritualmente falando, de forma consciente e pensando com a razão, eu acredito que não.

Acredito que se fosse para ela estar aqui, se fosse para eu estar com a Malu em meus braços agora, ela simplesmente estaria.

Mas, não consigo evitar de sentir uma raiva, ainda que sem fundamento, ainda que inconsciente, quando penso que alguém achou melhor não intervir da forma que deveria e poderia fazer, porque entendeu que assim seria mais fácil para ela e para as mães.

Ora, se eu quisesse passar anos da minha vida, décadas que fosse, dentro de um hospital cuidando da minha filha, isso seria uma decisão que caberia somente a mim. Unicamente a mim.

Algumas pessoas poderiam dizer que isso seria egoísmo da minha parte, pois também não seria fácil para a Maria Luísa. Mas, de minha parte penso que, conhecendo a Malu como conheci, ela era de lutar, era uma guerreira de verdade, tanto que viveu oito horas apenas com suporte de oxigênio, que foi a única coisa que fizeram por ela naquela UTI.

Assim sendo, caberia aos médicos darem tudo que fosse possível, e a ela caberia conseguir resistir ou não.

O fato de terem nos tirado essas decisões, e essa chance é realmente o que me dilacera, e isso somado ao fato de quererem a todo custo invalidarem a minha condição de mãe, a minha dor, a minha relação direta de maternidade com a minha filha.

Mas, quando comecei a escrever estas linhas para falar sobre a Maria Luísa, esses fatos finais ainda sequer tinham acontecido.

Portanto, a razão de escrever sempre foi possibilitar às pessoas conhecerem a história da menina forte, brava, guerreira que ela era e da filha amada que ela sempre será. E também para dar forças e algum tipo de auxílio e conforto para as mães que, assim como aconteceu conosco, venham a descobrir, em algum momento de sua gestação, que as coisas tomaram um rumo diferente do idealizado, do planejado.

Eu daria tudo para ter um livro, um artigo, uma história que pudesse ter me ajudado quando tudo isso estava acontecendo comigo.

Portanto, embora faça parte da história da nossa gestação e do nascimento da nossa filha e tudo que veio depois desse episódio terrível relacionado à maternidade, não é a isso que quero dar a devida ênfase.

A ênfase que quero dar é à jornada, à caminhada de uma mãe que gestou sem ficar grávida, que teve uma filha sem parir e que, ao final disso tudo, não contou com a presença física da sua bebê no retorno para casa, mas que, mesmo assim, trata-se de uma mãe real, que existiu e existe. Mãe da menina mais corajosa, linda e determinada que permeou meu mundo com muito mais fé, altruísmo, esperança e amor.

Do início de um plano até o dia em que me reconheci em outro ser, apenas com um único olhar que nós trocamos.

Nas vezes em que a senti, a ouvi, a abracei, nadei no mar com minha filha e sua outra mamãe e, juntas, proporcionamos à nossa filha todos os gostos, sensações e emoções que podíamos, da forma que podíamos e no tempo que tínhamos neste plano.

Nas intermináveis horas que passei no seu quarto, o qual nunca desfiz e que sei que algum irmãozinho ou irmãzinha dela ainda usará, falando sobre meus planos futuros com a Malu e lhe prometendo que nunca mais vou fazer algo chato e que não gosto e isso porque ela me ensinou a ter coragem e que a vida é um sopro.

Quero dar ênfase na pessoa muito, mas muito melhor que me tornei depois que virei mãe, e que só virei mãe graças à Maria Luísa.

Foi nessa jornada, que agora enfatizo, que teve início, e sei não ter jamais um fim, que descobri e posso afirmar: um filho jamais morre.

Um filho nunca vai embora.

Seja com que idade for e seja por qual circunstância for que um filho não esteja mais fisicamente presente, ele vai estar sempre, 24 horas por dia, sete dias por semana, junto ao coração e pensamento de sua mãe. Tenha sido ela gestante ou não.

E nós, mães, sempre vamos conversar, pedir proteção, que Deus esteja cuidando, orientando e amando, esteja o filho ao alcance dos olhos ou não.

Por isso, eu vou ficando por aqui, mas não sem antes dizer minhas palavras finais à minha filha Maria Luísa:

— Obrigada, Malu. Você é minha filha primogênita, esperada e amada, e espero de coração poder revê-la quando for a hora. Amo você com todo o meu coração!